JN070821

小児看護学実習ハンドブック

編集　泊 祐子　岡田摩理

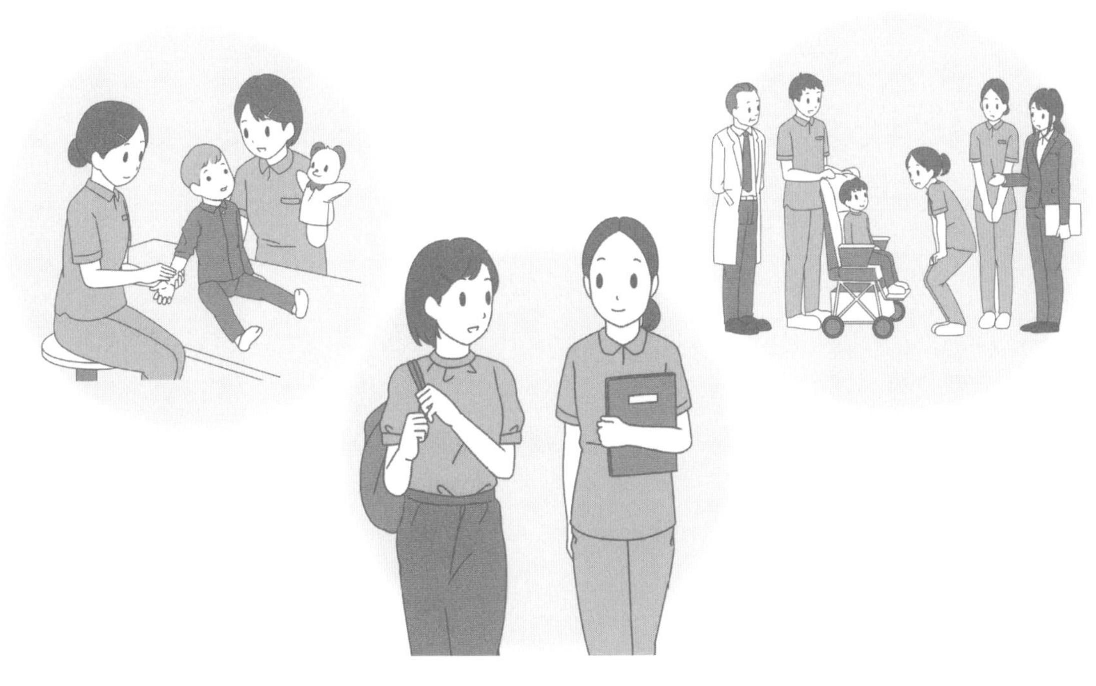

中央法規

はじめに

学生の皆さんは、小児看護学実習にどんなイメージをもっているでしょうか。1、2年次の実習で主に成人患者を受けもった経験から考えて、「子どもは難しい」「大人ではできたけれども、子どもってどう対応していいか、わからない」などの意見を聞くことがあります。特に、子どもは嫌なことをはっきりと表現するので、難しいと感じたり、どう対応してよいかわからないと感じられるようです。そのため小児看護学実習において、子どもの心理を理解し対応を学ぶと、言葉や行動以外に潜むさまざまな状況を推論する力を磨くことができます。子どもを理解しようとする姿勢を身につけると、他の領域の看護も深められます。子どもに向き合ってみようという気持ちがあれば、小児看護学実習を楽しめると思います。

子どもの看護と成人の看護の違いは、小児外来や小児病棟に入ったときに、まず造り（内装や構造）や環境が子ども用になっていることから感じることができます。トイレや手洗い場、テーブルやいすも子どもの成長に合わせたサイズになっており、キャラクターの飾りつけ等があったりして明るい雰囲気が感じられます。これらは子どもの発達を促進し、安心感を与える配慮です。一方、入り口には、子どもの手の届かないところに扉の取手が付けられていたり、階段の前には落下防止の柵等があるなど、子どもの安全管理がなされています。小児看護学実習では、このような物理的環境のみならず、健康を支えるさまざまな場面での子どもの看護を学びます。本書では、子どもの病状や発達に合わせて安全・安楽・自立に配慮した看護の考え方を学ぶために、どのように知識を活用して看護を考えていくかを、事例を豊富に使い理解できるようにしました。

加えて、小児看護では子どもを養育する家族（保護者）との関わりが大きく、「子どもと家族」を1つの単位としてとらえる必要性があります。実習で家族と対面したときに、1単位の家族として関わるとはどのようにすればよいのでしょうか。家族に対する具体的な看護についても本書を手引きとして利用してもらいたいと思っています。

第1章ではこれからの時代の小児看護学実習の特徴と子どもに関わる法律や制度について説明し、第2章では実習前に準備しておくと役に立つことを紹介して具体的な準備ができるようになっています。第3章は病院での看護として、コミュニケーションが難しそうな受けもち児や子どもの反応の解釈に困る場合など、過去に学生たちが実際に経験してきたさまざまな事柄を取り上げ、実習中の皆さんが経験していることに照らし合わせて解決の糸口を見つけたり、対策を考えられるようにしています。第4章では、子どもが日常生活を送る場での看護として、保育所・認定こども園・幼稚園や学校（普通学校・特別支援学校）での実習について説明します。第5章は、子どもと家族の生活の継続を見通せるように、地域・在宅での小児看護も視野に入れて、地域・在宅看護論実習や統合実習などでも役立つように小児の在宅看護の内容を盛り込んでいます。

終章では、実習の学びをさらに深められ経験を統合できる考え方に触れています。実習の前後で具体的に何を考え、どのように行動すればよいのかを考えるヒントに本書を活用してください。

2023年6月

泊 祐子　岡田摩理

目　次

第2章　実習前に準備しておくと役に立つこと

第3章　病院で小児看護を学ぶ

第4章　日常生活を送る場で小児看護を学ぶ

第5章　在宅で小児看護を学ぶ

第1章

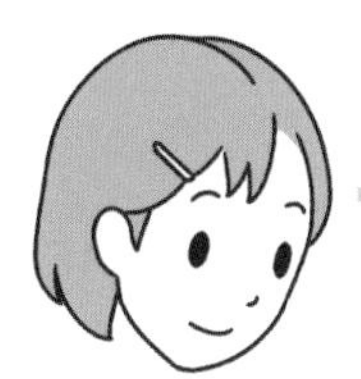

これからの小児看護学実習の特徴と子どもに関わる法律・制度

この章では、小児看護学実習を行ううえで必要な知識のミニマムエッセンスを掲載しています。実習の場の広がりにより多様な施設を利用するため、みなさんが実習する施設の紹介や実習で出会う多くの保健医療福祉の専門職および子どもの生活を支える法律・制度を説明します。

1 これからの時代の小児看護学実習

❶ 医療施設から地域・在宅へと広がる小児看護の場

近年、看護を提供する場は病院から地域・在宅へと広がっています。小児看護学は、治療を受けるために入院している子どもや、慢性疾患のある子ども、重度の障害がありながら地域で生活する子ども、健康レベルの高い子ども等、すべての子どもを対象とします。

小児看護学実習も、病院だけではなく、子どもたちが居る学校・幼稚園・保育所等、地域のあらゆる施設で行われています。それは医療の場だけでなく子どもが日常生活を送るあらゆる場で看護を学ぶ重要性があるからです。

そのために、みなさんは、疾病の予防や健康の保持増進を意識し、看護の知識だけでなく、教育・保育の具体的な援助方法の知識・技術も身につける必要があります。

❷ 子どもの健康の捉え方と健康の連続性：国際生活機能分類

WHO（World Health Organization：世界保健機関）の健康の定義（WHO憲章1948年制定）では、「健康とは、病気ではないとか、弱っていないということではなく、身体的にも、精神的にも、そして社会的にも、すべてが満たされた状態にあること」をいいます。この定義は、健康を身体・精神・社会の3側面から包括的に捉えた画期的な内容でした。健康をこの3側面から捉え、人々の生活の質（quality of life：QOL）をみる必要性があります。

それでは、対象者の生活や活動の満足度をどのようにみればよいのでしょうか。WHOは、日常生活上の障壁を生活の機能からみる考え方として、1980年に提案された国際障害分類（International Classification of Impairments, Disabilities and Handicaps：ICIDH）を改定し、国際生活機能分類（International Classification of Functioning, Disability and Health：ICF）として発表しました（2001年）。この国際生活機能分類は、障害の有無を問わずに、また国や地域を問わずに適用できる「人の健康状況や健康に関連する状況、障害の状況等を記述すること」を目的とした分類で、**図1**に示したように、人が日常生活を送るうえでは、身体・社会等さまざまな機能が複雑に絡み合って「相互に作用している」という考え方です。

そしてICF-CY（WHO国際生活機能分類児童版、Children and Youth：CY）の対象は、乳幼児～思春期までの発達過程にある人（18歳未満）です。基本的な考え方・活用法はICFと全く同じですが、成長発達期の生活機能の特徴を記録するために必要な“細部の詳しさ”を補うようになっています。

図1は、健康状態が変化する要因を生活機能と背景因子に分けて、相互作用の様子を示したものです。一人一人の心身機能・構造、活動、参加は相互に関係し合っており、環境因子や個人因子によっても影響を受けていることを、保健・医療・福祉等の幅広い分野の従事者が、共通理解できるようになっています。たとえば、心身機能・構造の問題のために人工呼吸器を必要とする子どもが、学校に看護師が配置され登校できる環境が整い、友達と交わることができれば、「社会参加」ができます。このような相互作用を示しています。

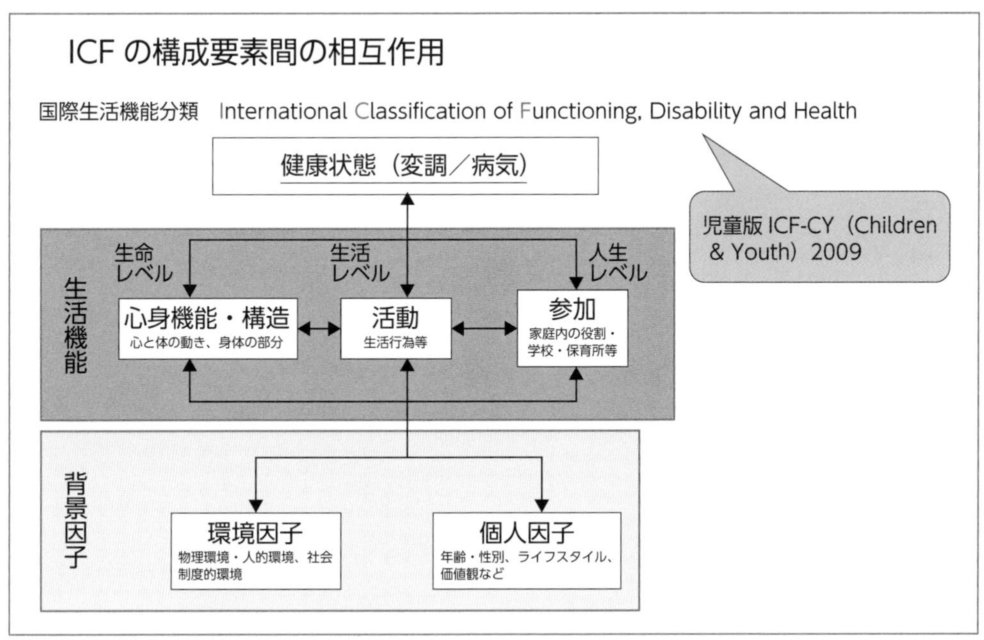

図1 国際生活機能分類（ICF）：構成要素間の相互作用

看護の対象となる人の誰もが、元気に活動できる日もあれば、体調が悪くなる日もあります。健康と健康障害は連続線上にあるため、対象の子どもの身体・精神・社会・生活、特に、活動、遊びや社会参加が制限されていないのか、これまでの成長発達とこれからの生活を視野に入れて看ていきます。

③ 小児看護学実習の目的・目標の理解

看護師養成校では、みなさんが小児看護学実習で学ぶ内容や方法を示す手引きとして、実習要項を作っています。小児看護学実習期間の見通しをもつために、実習オリエンテーションの前までに実習要項を熟読し、自分が何をするのか、どのような準備をすればよいのかを理解し、わからない点を質問できるように準備をしましょう。

まず、小児看護学実習では何を学ぶのか、何を達成すればよいのか。実習要項には小児看護学実習の目的と、目的を達成する具体的内容が実習目標として示されています。どの看護師養成校でも共通する標準的な実習目的・目標の一例を以下に示します。病院や保育所等施設ごとに実習目標を分けて記載している場合もありますが、ここでは概略を説明します。

1 実習目的や目標の例

実習目的

小児期にある対象と家族を理解し、成長発達段階や健康状態に応じた看護を実践できる基礎的能力を養う。

実習目標

i 子どもの成長発達の状況を理解し、子どもや家族との援助関係を形成できる。

ii 病態、治療経過、健康問題、身体の未熟性に関する知識を基盤にして、個々の子どもの健康状態を分析できる。

iii 子どもの健康状態が家族の生活に与える影響を統合的に捉え、全体像を描くことができる。

iv 子どもの健康問題に対する看護計画を発達段階や個別性を考慮して立案し実施できる。

v 対象の子どもと家族の生活を守る視点から居住する地域の教育や福祉等の社会資源を把握し、保健医療チームの役割や連携を考察できる。

vi 子どもと家族の権利を擁護して、援助に活かすことができる。

このように6つを列挙しましたが、これらの実習目標には、さらに下位目標があります。たとえば、ｉの「子どもの成長発達の状況を理解し、子どもや家族との援助関係を形成できる」では、以下のような下位目標が考えられます。

① 子どもが表現しようとする反応を捉えることができる。
② 子どもの行動や反応を子どもの健康状態と結びつけて、考えることができる。
③ 子どもや家族と関係を築き、状況に適した対応ができる。

これらの下位目標を達成するため具体的なイメージをしてみましょう。

a　下位目標①の場合

「こんにちは、何しているのかな」「これでちょっと遊ぼうか」等と自然に子どもにアプローチができるようになるためには、子どもの啼泣や笑顔といった反応、話し方等のさまざまな行動の意味を考える必要があります。

物事に対する子どものしぐさや反応を観察し、その子どもの発達の状況や反応の意味をアセスメントします。

b　下位目標②の場合

子どもの行動や反応から読みとれる機嫌の良さ・悪さは、そのときに起こった物事に影響を受けているだけではなく、今の健康状態を示している場合があります。発熱や脈拍等のように測定はできないが、子どもが口では言わないだるさや痛み等を機嫌の良し悪しで示していないかを考える必要があります。測定できない事柄を観察し、その他のデータや処置・治療を確認し、多面的に健康状態との関連を考えていくのです。

実習目標を具体的に一つ一つ順番に考えていくと、自分が目標を達成するために何をするとよいかがイメージできます。日々の行動目標・行動計画も考えやすくなるのではないでしょうか。

2　子どもとの出会いから始まる実習

病棟での子どもとの最初の出会いは、年齢と病名と、愛称を確認して、指導者や教員にあいさつに連れていってもらうことから始まることが多いものです。どんな子どもかなと緊張すると思いますが、どの年代の子どもでも、初めて出会う学生に人見知りをしたり、照れたり、緊張したりの反応があるはずです。そういう子どもの気持ちを想像しながら、始めましょう。

実習では、子どもの成長発達の理解に加えて、子どもの健康状態（健康障害）を合わせて考えなければなりません。授業ではペーパーペイシェントを用いて看護過程の展開を勉強しますが、紙面にすでに情報が書かれており、その範囲で問題の抽出をします。実習では、それまでの経過やデータ、治療等の必要な情報を集め、今のこの時間と明日、明後日への時間の流れに沿って見ていく必要があります。子どもの病状は変化するので、その時間軸に沿って追加の情報収集をします。また、学生と子どもとの関係も変化・進展するので、それらの状況が生み出す関係性や追加情報を得ながら、ペーパーペイシェントとは違う実在する子どもを相手にしている実習の醍醐味を感じることできます。

これまでの実習での学生の様子を見ていると、実習の日にちが経つごとに学生に慣れた子どもの自己主張に戸惑いながらも、仲良くなっていくことを喜んでいる学生もいました。また、重度の障害のある子どもを担当した学生も、1日1日経つごとに子どもの変化を感じ取れるようになっている様子が見られ、看護を実感できているなと思います。

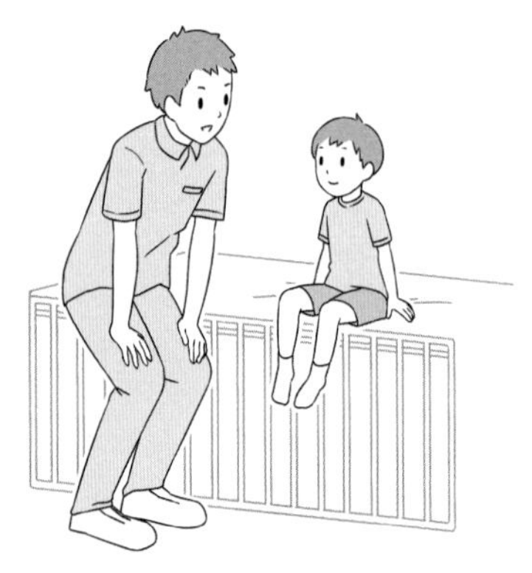

2 子どもと家族に向き合う心がまえ

❶ 子どもを尊重するとは、どういうこと？

子どもと接するとき、日常的に、子どもの①生きる権利、②育つ権利、③守られる権利、④参加する権利を尊重する態度や守るべき方策を考える必要がある場面に出会います。私たち大人は、子どものためによかれと思い、つい気軽に注意することがありますが、子どもへの脅かしになってはいないでしょうか。たとえば「安静を守らないとまた具合が悪くなるよ」「ご飯を食べないと退院できないよ」等です。よかれと思って、言ってしまうことがありませんか。

そこで、子どもに適した説明の一つの手段として生まれたのが、プレパレーションの考え方です。子どもに心の準備ができ、子どもの“納得できる”という気持ちを引き出せる方法を考えケアすることです。年齢に合わせて「安静を守る」とはどうすればよいのか、どの程度の行動・動きであればよいのかを具体的に説明できるよう工夫をすると、子どもが納得し、「そうだな」と思えるでしょう。それは、「安静を守らないとまた具合が悪くなるよ」と言うよりも、はるかに効果的です。そのような配慮が小児看護では重要なことです。

実習の対象の子どもには、保育所・認定こども園・幼稚園・学校等で出会うことも、また病院の外来や病棟で出会うこともあります。そして、子どもの人権を守るために、私たち大人の倫理的態度を見直す必要から、幾度も法律の改正がなされています。

戦後の児童福祉法の制定や子どもの権利条約等子どもの人権の尊重については、授業で習っていますね。子どもを巡る“基幹”的な役割を果たす児童福祉法は、児童虐待について「発生予防」から「被虐待児童の自立支援」までの一連の対策の更なる強化等を図るため、2016年5月に「子どもの権利条約」の“精神”をその理念に掲げるように改正されました。それは、児童福祉法の理念を明確化する必要性があったためです。

column **児童福祉法改正（2016年5月26日）**

第1条　全て児童は、児童の権利に関する条約の精神にのっとり、適切に養育されること、その生活を保障されること、愛され、保護されること、その心身の健やかな成長及び発達並びにその自立が図られることその他の福祉を等しく保障される権利を有する。

第2条　全て国民は、児童が良好な環境において生まれ、かつ、社会のあらゆる分野において、児童の年齢及び発達の程度に応じて、その意見が尊重され、その最善の利益が優先して考慮され、心身ともに健やかに育成されるよう努めなければならない。

〈この改正は、日本が1994年に「子どもの権利条約」を批准してから22年後のことであった。下線は筆者による〉

実習中には、学生は気を遣うことが多く、しなければならないことがあります。そうすると自分の優先する事柄を急ぐあまり、意識せずについ子どもを軽んじる行動になってしまうこともあります。以下の事例から注意深く考えてみましょう。

1　事例：子どもと遊んでいて時間が過ぎてしまった

病室で子どもと遊んでいるうちに外来実習のオリエンテーションの時間になったことに気づき、あわてて「あとで、また遊ぼうね」と言って出て行ったとき、子どもは仲良くなった学生の言葉の「あとで」をどのように待つのでしょうか。大人との違いを考えてみましょう。成人患者は、学生の立場を知っているので、何か急ぎの用事だなと推測がつきますが、子どもは、仲良くなって一緒に遊んでいる途中で学生がいなくなり、「あとで」と残した言葉に、学生がすぐに戻ってくることを心待ちにしているかもしれません。

この場合、次の日に学生が病室を訪れると、子どもの機嫌が悪くて全く相手をしてくれないかもしれません。子どもは自分の機嫌の悪い理由を言葉では説明しないので、学生には、子どもの機嫌が悪い理由が思いつかないかもしれません。

前の日、学生が自分の予定の用事に急ぐときに、どのように対応していればよかったのでしょうか。今一度、振り返って考えてみましょう。

子どもの場合、言葉や状況への推測が大人とは違います。学生側からすると、せっかく楽しく遊んでいるのに、時間がなくなったとは言いにくいと思うことや、時間が迫り急ぐあまり、ごまかすつもりはなくとも、「あとで」と濁すような説明で終わらせてしまったのかもしれません。

一人ひとりの子どもの気持ちを大切に、最善の対応ができるように心がけたいものです。子どもに対する大人として、つい子どもを軽視してしまう気持ちが心に潜んでいないかを内省してみましょう。

② 子どもや家族との関係づくり

小児看護では、とくに家族との関係が子どもの看護に影響します。家族は子どもの生育環境を整えており、家族を情報源として、子どもの好きな遊びや、普段の様子を教えてもらうことができます。そのような子どもに関する情報を家族に尋ねることが、家族との関係づくりの一歩となります。幼児期・学童期前期の子どもの場合、家族と仲良くコミュニケーションをとっていると、それを見た子どもは、この人は安心できる人なんだと受けとることもあります。また、子どもとのコミュニケーションには年齢にもよりますが、家族の仲介があって成り立つこともあります。

まず、発達段階により、乳児、2～3歳児、4～5歳児、小学1～4年生、5~6年生、中学生と分けて、子どもの様子を思い浮かべてみましょう。それぞれの発達段階でどのような姿が思い浮かびますか。テレビのおむつのCMで見たハイハイする乳児、砂遊びをしている幼児、鬼ごっこ等で走ったり、ふざけ合っている年長の子どもたち、注射を怖がって泣きそうな子ども、外来の待合室のソファに一人で座っている中学生くらいの子どもなど多様な姿が思い浮かぶと思います。

小児期の子どもといっても、0～15歳くらいまでと年齢幅は広いため、まずは対応する眼の前の子どもの発達年齢に適した平均的な対応の仕方を思い出し、そこにプラスして、その子どもの個別性（例：好きな遊びや今の健康状態等）に合わせた対応を考えることになります。関係づくりにはまず、みなさんも子どももお互いに相手に徐々に慣れることが大事です。急に関係性はできません。

1 関係性を築いて親しくなろう

a 保育施設の子ども

保育所や認定こども園・幼稚園は、学生にとれば、集団で子どもに出会う場所ですが、ここに通う子どもにとっては、いつもの慣れ親しんだ生活の場所です。いつもの場所に学生が入ってきているので、警戒心や人見知りは少なく、実習学生に慣れている可能性もあります。

そのため、子どもから「あそぼう」「何しているの？」と寄ってきてくれます。大勢の子どもがいるのですから、学生の行動を子どもも観察しているということを心に留めて見てみると、いろいろな様子が見えてきます。

学生がある子どもと遊んでいると、その様子を別の子どもが横から観察していて、何らかの行動を起こしてくる可能性があります。「自分の方も見て」「自分もその仲間に入れて」という気持ちをもち、何らかの行動で示すことがあります。一人の子どもと遊ぶことに集中せず、周囲の子どもにも目を配ると、子どもたちとの関係が広がります。

b　入院している子ども

保育施設と異なり、病院へ来た子どもは、体調の悪い中で慣れていない医師や看護師に対応されています。それだけでも心細さが想像できます。そうした中では、傍に家族がいると、子どもは安心できます。ケアをするために訪室すると、家族がいるから緊張するという学生もいます。みなさんの中には、子どもと家族の両方にはとても対応できないと思う人がいるかもしれません。しかし、幼児期までの子どもの場合、なじみのない学生が家族不在の病室に入ってきたらどう感じるでしょうか。想像してみてください。

子どもが頼りにしている家族の助けを借りて、子どもへのケアができるのではないでしょうか。幼児の場合、家族と親しく話している人は安心できる相手と受けとることが多いので、子どもとの関係をつくるときに家族は重要な存在となります。

3 多様な実習施設の特徴と多職種を理解しよう

みなさんが使う実習要項や実習の手引きには、小児看護学実習を行う実習施設が掲載されていますが、病院、保育所、障害児入所施設、児童発達支援センター等の施設名が載っていると思います。それらの施設は「医療提供施設」「児童福祉施設」といわれる施設です。どの法律で定められているのか、どのような目的・役割の施設であるのか、確認しましょう。

❶ 医療を受ける施設の種類と特徴

医療を提供する施設は医療法によって定められており（**図2**）、それには「病院は病床数が20床以上、診療所は病床を有さない、又は19床以下」とされています。病院のうち、一定の機能を有する特定機能病院、地域医療支援病院については、一般の病院とは異なる要件（人員配置基準、構造設備基準、管理者の責務等）を定めています。さらに、対象とする患者の疾患で区別する精神病床や結核病床では、人員配置基準、構造設備基準の面で取扱いが別になっています。また、調剤を実施する薬局や訪問看護ステーションも医療提供施設です。

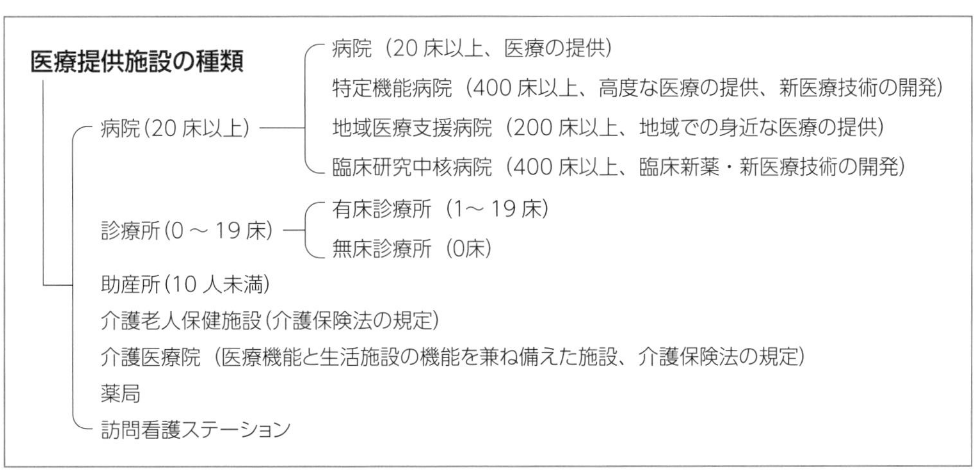

図2 医療法で定められた医療提供施設

みなさんの居住地域や看護師養成校の所在地域では、どんな医療提供施設がありますか。マップを作ると地域の把握になります。外来や病棟で出会う子どもたちの居住地域を確認して、受診等医療を受ける利便性等を考えてみましょう。

❷ 小児医療の体制

1 受診の流れ

成人も小児も同じですが、病院には、外来診療と入院診療があり、図2の無床診療所は通院する患者のみを診る施設となります。けがをしたり、体調が悪いと思ったときに、初めて来院する「初診」と、継続的な治療を行う「再診」に分かれます。

初診の流れでは、受付で保険証を提示し、主な症状に合わせて、受診する診療科のカルテが作成されます。症状が続く期間、薬物アレルギーの有無等を来院者（あるいは子どもの場合は付き添い者）が記入し、待合室で診察の順番を待ちます。医師が診察を行い、問診や触診等により診断をします。必要に応じて検査を行い、その結果により病気が確定すると、必要であれば、入院治療の説明がなされます。外来での治療でよい場合は、点滴、処置といった治療をします。薬が必要な場合は処方箋が出され、生活上の注意点等を患者に話し、もし再診の必要があれば、「次はいつ受診すべきか」等が医師から伝えられます。入院になった場合には、外来看護師から病棟看護師に、入院となった経緯や子どもと家族の状況を伝えます。

子どもの受診は、子どもの体調の変化に合わせて、親が判断して医療機関を受診しますが、**図3**のなかで「相談支援等」の行政機関となっている「子ども医療電話相談事業（＃8000事業）」は、夜間や休日に家族から子どもの医療相談を受ける窓口です。その相談の結果、初期小児救急（一次）か、一般小児医療（一次）か、近隣の医療施設の中で状態に応じた適切な医療機関を紹介されて、受診する流れを示しています。

みなさんが実習する病院が一次医療～三次医療のどの医療を担っているのかを確認すると、実習病院がどの程度の重症度の入院児を扱うことが可能なのかを理解できます。

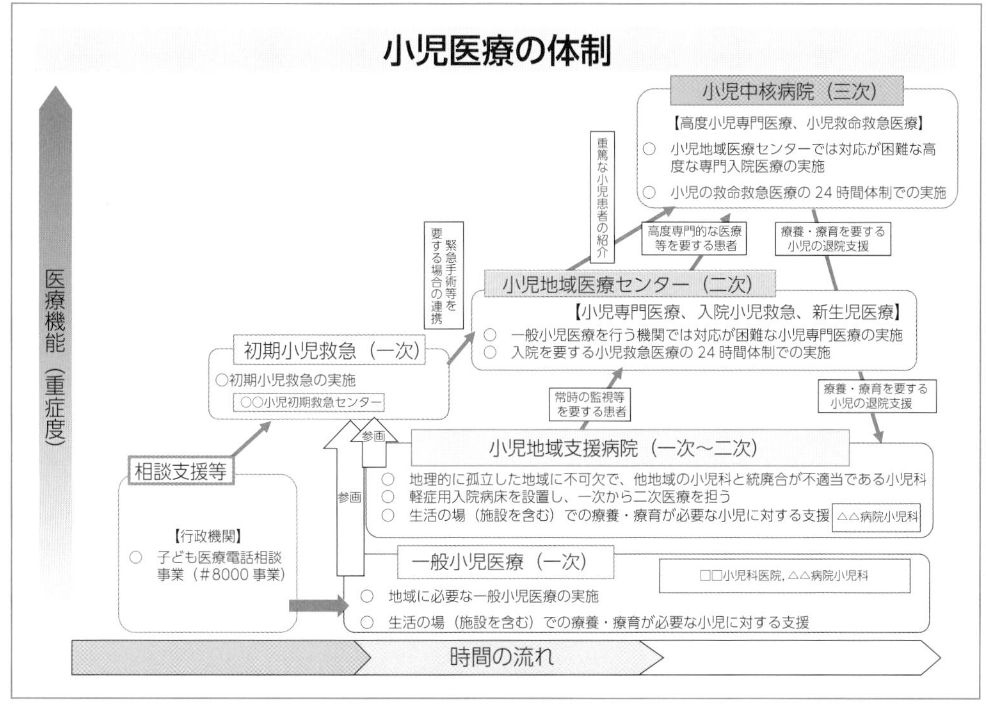

図3 子どもの受診の流れ

厚生労働省：小児医療体制図
https://www.mhlw.go.jp/content/10800000/000401051.pdf（閲覧日2022年10月1日）

2 子どもが入院する病棟の種類

子どもが入院する病棟は、小児病棟・小児科病棟・NICU・GCU があり、子どもの入院が少ない病院では、成人患者との混合病棟となります。小児病棟は、子どもであれば、どの診療科の医師が担当している子どもでも入院する病棟です。手術を要する外科や整形外科、耳鼻科、眼科等あらゆる診療科の子どもが入院します。しかし、小児科病棟という場合は、主に小児内科である小児科医が診ている子どもが入院する病棟です。小児科病棟の場合、小児科医が診られない疾患があった場合に、他科の医師のコンサルテーションを入れて、そちらの科の病棟に転棟する場合があります。

小児病棟でも小児科病棟のいずれにしても、子どもが入院している病棟の場合は、子どもの体格に合わせたトイレや洗面台・浴槽等、子どもが使いやすい構造になっています。また、入院している子どもたちが一緒に食事ができる食堂やプレイルームも用意されています。病室や処置室には、子ども向けの壁紙や飾りがあります。また、子どもを危険から守るために病棟の入り口のドアの鍵や不法侵入ができない対策がなされている施設もあります。転倒・転落防止等の安全対策のために、乳幼児は柵の高いサークルベッドを使用していることがあります。基本として子どものそばから離れる場合はベッド柵を上げ忘れないように、入院時に家族に説明されるとともに、注意喚起の張り紙がしてある場合もあります。

3 院内学級

子どもが入院する病棟に「院内学級」が設置されている病院があります。院内学級とは、学校教育法第81条第3項の規定に基づき、長期間入院しなければならない児童・生徒のために病院内に設置された病弱・身体虚弱特別支援学級のことです。入院治療のため、目標をもちにくく、生活リズムが乱れがちな児童・生徒の精神的な支えとなり、学習面でも遅れないように基礎学力の充実を中心とした指導を目的とします。設置の形態は、一般的には特別支援学校の分教室や地域の小・中学校の特別支援学級の分室として設けられます。院内学級への通学が可能かどうかはその日の体調や治療によるので、主治医と話し合いが必要ですが、入院期間により院内学級に転校をします。退院後は原籍校への復学のために、院内学級と原籍校の教員間で連携が図られます。必要に応じて転校しなくても教育を受けることができる配慮がなされます[1)]。

そのほかに、教員が子どもの居場所に訪問する**訪問教育**の制度があります。これは心身の障害が重度であるか、または重複しており、特別支援学校等に通学して教育を受けることが困難な児童・生徒に対し、特別支援学校等の教員が家庭、児童福祉施設、医療機関等を訪問して行う教育をいいます。入院児の中に、訪問教育を受けている子どもがいる場合、特別支援学校から担任教員が訪問教育をすることがあります。全国的には、児童・生徒一人につき、「年間35週・週3回・1回2時間」の指導時間数をとっている自治体が最も多いようです。

義務教育ではない高等学校以上では、院内学級等学習支援の制度や退院後の在宅療養児の学習支援等包括的な制度がないという課題があります。

❸ 児童福祉法で定められる施設

児童福祉施設とは、児童福祉法に基づく、子どものための保育、保護、養護を行う施設のことです。各施設の説明を**表1**に掲示しました。小児看護学実習でよく利用されている保育所や幼保連携型認定こども園は、児童福祉法の施設に位置づけられています。3歳以上の幼児が通園する幼稚園は学校教育法に基づく施設であり、法律が異なることを覚えておきましょう。また、2012年の改正により知的障害児施設、盲ろうあ児施設、肢体不自由児施設、重症心身障害児施設と障害種別で分かれていた障害児施設が統合されました。障害児入所施設は医療型と福祉型の2つに大別されています。

障害児入所施設は、「医療型」でも「福祉型」でも、生活をしていくうえでの必要なサービスとして、以下の4つの提供が共通の主軸となります。

・日常生活上の相談支援や助言
・身体能力の訓練に加えて、日常生活能力の維持・向上のための訓練
・レクリエーション活動等の社会参加活動支援
・コミュニケーション支援

そのうえで、「医療型」は、医療サービスの疾病の治療、看護、医学的管理の下における食事、排泄、入浴等の介護がメインとなり、「福祉型」はあくまで日常生活での支援の食事、排泄、入浴等の介護がメインとなります。

表1 児童福祉法に基づく施設

1. 助産施設（第22条）	保健上必要があるにもかかわらず、経済的理由により、入院助産を受けることができない妊産婦を入所させて助産を受けさせることを目的とする
2. 乳児院（第37条）	親が面倒を見ることが難しくなってしまった乳児を保護するための施設である。乳児は生後1年以内の子どもとされているが、それだけでなくもう少し大きい子どもが乳児院を利用していることもめずらしくない 入所する理由は、親の虐待や経済的な理由などさまざまである。乳児院を出るとき、子どもは両親や親族に引き取られたり、里親を見つけその人と生活を共にしたりと新しい生活を見つけていく。いずれも叶わなかった場合、児童養護施設へ転所することになる
3. 母子生活支援施設（第38条）	母子家庭の母と子（児童）を入所させて、これらの者を保護するとともに、これらの者の自立の促進のためにその生活を支援し、あわせて退所した者について相談その他の援助を行うことを目的とする施設である。かつては母子寮と呼ばれていたが、1998年から現在の名称に改められた

（表1つづき）

4. 保育所（第39条）	保育所は、保護者の委託を受けて、保育を必要とするその乳児又は幼児を保育することを目的とする通所の施設である 入所条件にかつては「保育に欠ける」とあったが法改正で「保育を必要とする」と改まった。保護者の共働きが主な入所理由だが、就労していなくても、出産の前後、疾病負傷等、介護、災害の復旧、通学、等で「保育を必要とする」と市町村が認める状態であれば申し込むことができる。施設の定員等の関係上、どの保育所にも通うことができない児童、いわゆる待機児童が発生している地域がある。現在は通所の利用だけでなく、「一時預かり」を実施している保育所もある。この場合、利用日数に上限はあるが就労等の利用条件はない
5. 幼保連携型認定こども園（第39条の2）	幼稚園は、学校教育法に基づき、満3歳以上の幼児に対して就学前教育を行うことを目的とする。2006年に成立した就学前の子どもに関する教育、保育等の総合的な提供の推進に関する法律（認定こども園法）により、幼稚園と保育所との機能を併せ持つ認定こども園の設置が可能となった
6. 児童厚生施設（第40条）	児童厚生施設とは、児童遊園、児童館等児童に健全な遊びを与えて、その健康を増進し、又は情緒をゆたかにすることを目的とする
7. 児童養護施設（第41条）	保護者のない児童、虐待されている児童、その他養護を要する児童を入所させて、これを養護し、あわせて退所した者に対する相談その他の自立のための援助を行うことを目的とする
8. 障害児入所施設（第42条）	障害児を入所させて、支援を行うことを目的とする施設である。支援の内容により、福祉型と医療型に分かれる。かつての知的障害児施設、盲ろうあ児施設、肢体不自由児施設、重症心身障害児施設は2012年の改正により障害児入所施設に統合され、利用者は、身近な地域にある施設で支援を単純に利用方法（通所か入所）の違いのみで、サービスを受けることが可能になった
9. 児童発達支援センター（第43条）	障害児を日々保護者の下から通わせて、日常生活における基本的な動作の指導、知識技能の付与、集団生活への適応訓練その他の便宜を提供することを目的とする。支援の内容により、福祉型と医療型に分かれる
10. 児童心理治療施設（第43条の2）	家庭環境、学校における交友関係その他の環境上の理由により社会生活への適応が困難となった児童を、短期間、入所させ、または保護者の下から通わせて、社会生活に適応するために必要な心理に関する治療および生活指導を主として行い、あわせて退所した者について相談その他の援助を行うことを目的とする
11. 児童自立支援施設（第44条）	不良行為をし、又はするおそれのある児童などを入所させて、必要な指導を行い、その自立を支援する。かつては感化院、教護院と呼ばれていた
12. 児童家庭支援センター（第44の2条）	地域の児童の福祉に関する各般の問題につき、児童、母子家庭その他の家庭、地域住民その他からの相談に応じ、必要な助言、指導を行い、あわせて児童相談所、児童福祉施設等との連絡調整その他厚生労働省令の定める援助を総合的に行うことを目的とする施設。基本的に他の児童福祉施設に併設される

④ 多職種連携・協働する子どもの医療に関わる職種

さまざまな施設において、医療は多職種が助け合いながら行われます。急性疾患・慢性疾患でも、子どもが退院するときには、退院支援や地域での生活支援という視点が必要です。退院支援室で働く看護師もいます。ここでは連携・協働する多職種の職務内容・役割をおさえておきます（具体例は p.22-26を参照）。

1 看護職：保健師・助産師・看護師

看護職とは、保健師・助産師・看護師を指します。わが国では、さらに専門的に特定の看護分野で役割発揮ができる看護師の認定資格として、認定看護師「certified nurse：CN（認定看護分野名)」と高度実践看護師（advanced practice nurse：APN）などがあります。

小児看護領域に特化した認定看護師には、新生児集中ケア（neonatal intensive care)、小児プライマリケア（pediatric primary care）と小児救急看護*（pediatric emergency nnursing）があります。

APN には、専門看護師（certified nurse specialist：CNS）とナースプラクティショナー（nurse practitioner：NP）の2種類があり、専門性を基盤とした高度な実践、看護職を含むケア提供者に対する教育や相談、研究、保健医療福祉チーム内の調整、倫理調整の6つの役割があります。APN は大学院の APN コース修了後、認定試験に合格する必要があります。

2 医師：小児科医、小児外科医等各診療科の医師

小児医療では、子どもの内科的疾患を診る小児科医が中心となりますが、手術が必要な場合に診る小児外科医、中耳炎であれば耳鼻科医に診てもらうように、診療科別に小児患者を診る仕組みとなっています。医療依存度の高い在宅で生活する障害のある子どもには、訪問診療をする在宅医や歯科医もいます。

*小児救急看護：認定の分野名の変更で2026年度に養成が終了する。CNS の活動については p.27 に掲載。

3 薬剤師

医師の処方箋に基づき、調剤や医薬品の供給等を担うのが薬剤師の役割です。子どもの場合は、年齢や体重によって処方可能な薬用量の確認や、内服薬を混合した際の安全性等への配慮をします。また患者や家族に対して、適正な薬剤使用に関する指導や相談を担当します。子どもが内服薬を飲めない場合には、薬の味（苦い）、触感（舌触りが悪い・ざらざらする）、剤形（例：シロップ剤は飲めるが、散剤・カプセル剤は嚥下しづらい）、1回の内服量が多い等、さまざまな要因が考えられます。必要な薬を子どもに負担なく、より飲みやすくするにはどうすればよいか、薬剤師と医師・看護師が相談することもあります。

より専門的な知識をもつ薬剤師として、小児薬物療法認定薬剤師（小児臨床薬理学会認定）や、がん薬物療法認定薬剤師（日本病院薬剤師会認定）等の資格があります。

4 管理栄養士、栄養士

栄養士は、医師が処方する食事箋に基づき、入院患者や通院中の患者の病状（心臓病・腎臓病・炎症性腸疾患・アレルギー疾患等）や咀嚼・嚥下機能に合わせた栄養管理や栄養指導を担います。また、栄養サポートチーム（nutrition support team：NST）の中心的メンバーとして、医師・看護師・薬剤師・理学療法士等の専門職と連携して、栄養状態に課題のある患者等に対して、高度な栄養管理を行うこともあります。

より専門的な知識をもつ管理栄養士として、特定保健指導担当管理栄養士（生活習慣是正のための栄養指導）、静脈経腸栄養管理を担う静脈経腸栄養管理栄養士、食物アレルギーの分野では食物アレルギー管理栄養士・栄養士、がん病態栄養専門管理栄養士、腎臓病病態栄養専門管理栄養士、糖尿病病態栄養専門管理栄養士等の資格（日本栄養士会 認定資格）があります。栄養士の資格をベースに小児アレルギーエデュケーター（日本小児臨床アレルギー学会認定資格）をもち、食物アレルギーのある子どもと家族への支援にあたる栄養士もいます[2)] [3)]。

5 理学療法士（physical therapist：PT）

理学療法士は外傷やけが、病気等で身体に障害のある子どもや、染色体異常等の先天性または周産期以降に発生した障害をもつ子どもに対して、成長に伴う基本動作能力（座る、立つ、歩く等）の獲得を中心に回復や維持、および障害の悪化の予防を目的に、運動療法や物理療法等を用いて、生き生きとした日常生活が送れるよう支援するリハビリテーションの専門職です。子どもを対象とする理学療法では、子どもの成長・発達をふまえた支援プログラムが重要になります。

column リハビリテーション➡子どもでは「ハビリテーション」

子どもの場合、いったん獲得した能力の再獲得ではなく、1からの獲得になるので、「リ」を抜いた「ハビリテーション」と呼ぶことがあります。

6 作業療法士（occupational therapist：OT）

作業療法士は、理学療法士が対象とするのと同じような身体障害のある子ども、生活や学習の中でからだを動かす・道具を使ううえでの困りごとをもつ子どもに対して、日々の生活に必要な応用的動作・社会適応能力の獲得・回復・維持向上を目指したリハビリテーションの専門職です。特に子どもを対象とする作業療法では子どもの成長・発達をふまえ、遊びや活動を介したリハビリテーションが主に行われます。

手先の動きや巧みな運動が不器用だったり、からだの使い方がぎこちない、コミュニケーションがとりにくい等の課題をもつ発達の遅れや偏りのある子ども、自閉スペクトラム症や注意欠如多動性障害をもつ子どもも作業療法の対象となります（日本作業療法士協会[4)]）。

7 言語聴覚士（speech language hearing therapist：ST）

言語聴覚士は言葉によるコミュニケーションに問題（聴覚障害、言葉の発達の遅れ、声や発音の障害、失語症等）がある子ども、摂食・嚥下および発話の課題がある子どもに対して専門的リハビリテーション・支援を行う専門職です。医師や歯科医師の指示のもと嚥下訓練や人工内耳の調整等も行います（日本言語聴覚士協会[5)]）。

8 歯科衛生士

歯科衛生士は、歯科疾患の予防及び口腔衛生の向上を図ることを目的として、歯・口腔の健康づくりをサポートする専門職です。う歯や歯周病の予防処置や、歯科医師による歯科診療の補助、歯科保健指導を担います。歯科医による自宅への訪問歯科診療に同行することもあります。

障害のある子どもの中には、口腔周囲の過敏性があったり、けいれんに対する抗けいれん薬内服による副作用のため歯肉炎・歯肉肥大が生じやすい場合があります。歯肉肥大は歯垢が多いと重症化することが知られており、日頃の歯みがきの徹底の指導や、検査や歯石の除去等のケアを行います。子どもや家族への適切な口腔衛生管理に関する支援も、歯科衛生士の重要な役割です。

9 医療ソーシャルワーカー（medical social worker：MSW）

MSWは、病院における福祉の専門職であり、福祉の視点から患者やその家族が抱えるさまざまな問題の解決やよりよい社会生活を送るために必要な調整や援助を行う役割を担っています。また、児童虐待に対応するための病院内の子ども虐待対応組織（child protection team：CPT）のメンバーとして、医師、看護師らとともに参画しています。

10 保育士（医療保育士・病棟保育士）・医療保育専門士

病院の外来や病棟で働き、医療を要する子どもに対する専門的な保育支援（遊びや生活支援）や生活支援を担う専門職です。保育士の資格をベースにより高い専門性をもつ資格に、医療保育専門士（日本医療保育学会認定資格）があります。

11 ホスピタル・プレイ・スペシャリスト（Hospital Play Specialist：HPS）

子どもにとって病院での経験がよりストレスの少ないものとなり、安心して病気や治療と向き合っていけるよう心理社会的ケアを提供する専門職です。「怖かった！」「痛かった！」という気持ちを少しでも小さくして、「頑張った！」「できた！」という前向きな気持ちで医療体験を乗り越えられるように、遊び（ホスピタル・プレイ）を用いて小児医療チームの一員として働く、イギリス生まれの専門職です。

HPSの教育は1960年代に英国で始まり、わが国では2007年度より静岡県立大学短期大学部で文部科学省の委託を受けて養成が開始されました（日本ホスピタル・プレイ協会[6)]）。

12 チャイルド・ライフ・スペシャリスト（Child Life Specialist：CLS）

チャイルド・ライフ・スペシャリストは医療環境にいる子どもや家族に、心理社会的支援を提供する専門職です。子どもや家族が抱えるであろう精神的負担を軽減し、主体的に医療体験に臨めるようサポートします。

現在、わが国ではチャイルドライフ専門課程を有する教育機関がありません。資格認定は、アメリカに本部を置くAssociation of Child Life Professionals（ACLP）が行っています。

13 臨床心理士、公認心理師

臨床心理士は、臨床心理学に基づく知識や技術を用いて、人間の“心”の問題にアプローチする“心の専門家”です。

心理士の活動領域は、「医療・保健」「教育」「福祉」「司法」「産業」の多岐にわたります。病院の精神科や心療内科では、心理検査やカウンセリング等を行います。また患者が初めて病院に来た際に行われるインテーク面接（病歴や生活史の聴取）を心理士が担うこともあります。

医療・保健分野においては、心の問題で不適応に陥っている人、病気やけがをしている人への心理的援助が中心です。心理テスト、心理療法のほかに、デイケアやコンサルテーションの活動も行い、精神科領域だけでなく、緩和ケア領域や周産期領域、遺伝医療、糖尿病チーム、小児科医療、高齢者医療に関わることもあります。また市町村保健センターでは、小児科医や保健師とともに乳幼児の健康診査・発達相談にも関わります。

臨床心理士資格は、1988年に誕生した日本臨床心理士資格認定協会から認定を受けた資格で、5年ごとの資格更新制度があります。また2017年より、国家資格として「公認心理師」資格も誕生しています。

column 公認心理師法施行（2017年）

公認心理師とは、公認心理師登録簿への登録を受け、公認心理師の名称を用いて、保健医療、福祉、教育その他の分野において、心理学に関する専門的知識および技術をもって、次に掲げる行為を行うことを業とする者をいいます。

（1） 心理に関する支援を要する者の心理状態の観察、その結果の分析

（2） 心理に関する支援を要する者に対する、その心理に関する相談および助言、指導その他の援助

（3） 心理に関する支援を要する者の関係者に対する相談および助言、指導その他の援助

（4） 心の健康に関する知識の普及を図るための教育および情報の提供

14 相談支援専門員

相談支援専門員は、身体や心に障害のある人が生活を安定させ、自立して日常生活を送るための支援を活用できるように福祉の計画や相談をする仕事です。地域における相談支援の中核的な役割を担う基幹相談支援センター（障害者総合支援法第77条の2第2項に規定）は、相談支援専門員の配置が義務づけられています。相談支援専門員の仕事内容は、「基本相談支援」「地域相談支援」「計画相談支援」「障害児相談支援」の4つに分かれています。

⑤ 多職種連携・協働の実際

小児看護における多職種連携について、医療依存度の高い子ども（医療的ケア児）の支援を例として説明します。

1 医療的ケア児の地域包括ケアシステムにみる多職種連携

医療的ケア児の在宅生活の支援のためには、関係職種が適切な連携をとることが必要であり、厚生労働省は、**図4**のような地域包括ケアシステムの構築を目指しています。

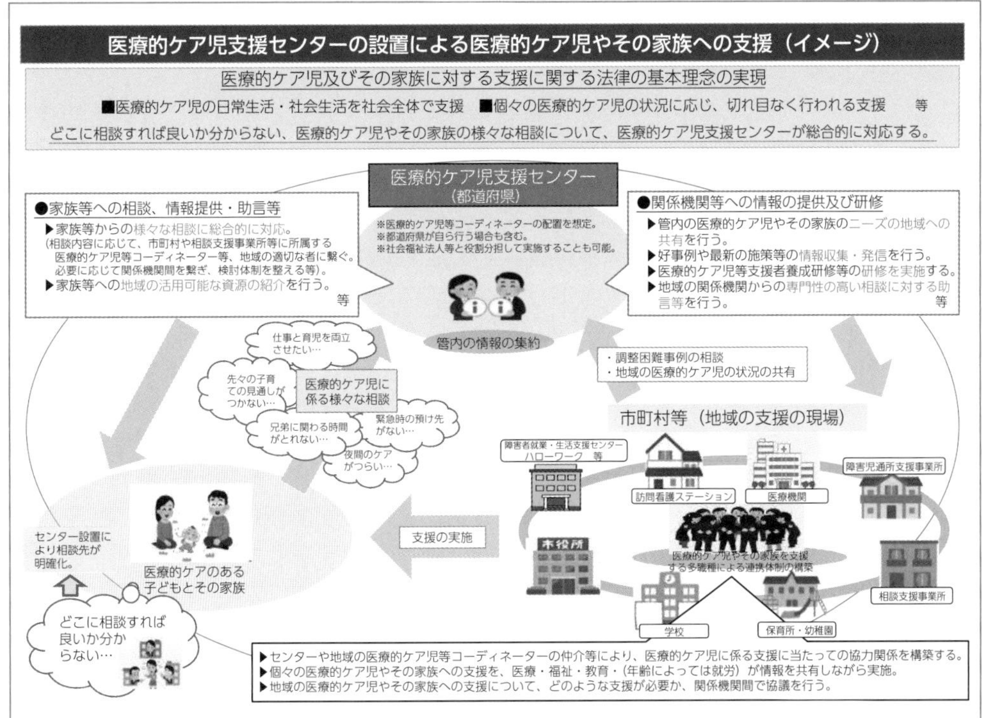

図4 医療的ケア児支援センターの設置による医療的ケア児やその家族の支援（イメージ）

厚労省：医療的ケア児支援センター等の状況について、令和4年度 医療的ケア児の地域支援体制構築に係る担当者合同会議 https://www.mhlw.go.jp/content/12204500/000995726.pdf（閲覧日2023年1月10日）

この図4では、子どもや家族が医療的ケア児支援センターにさまざまな相談をすると、右下の輪になっている地域の支援者が、多職種協働チームをつくって支援をするというイメージを示しています。

多職種連携は、入院中から退院時、そして退院後も継続して行われます。それぞれの場で支援する看護職が、どのような役割を果たしているかを、事例をとおして紹介します。

2 多職種連携により退院時の調整をした事例

事例 Aちゃん7歳は、もともと病気はなく元気に学校に通っていたが、学校で急に意識がなくなり、救急搬送された。救急車内でAEDを使用し心拍は再開したが、心臓の状態が安定せず、ペースメーカーの植え込み手術を行った。入学時の健康診断で心臓の異常を指摘され、専門病院での検査を受けようとしていた矢先だったため、両親は大きなショックを受けた。

安定した心拍が再開されるまでに時間がかかったため、Aちゃんは低酸素脳症により、人工呼吸器使用で寝たきりとなり、意思の疎通は難しく、会話はできない状態となった。2か月ほどすると自発呼吸が安定してきたため、人工呼吸器からは離脱でき酸素投与で過ごせるようになった。胃ろうでの経管栄養も安定してきたため、入院から3か月後、医師は在宅への移行を勧めた。

家族は、両親と8歳の姉、5歳の妹がおり、母方の祖父母は近隣に住んでいる。両親は、家族全員で自宅で暮らしたいと考えているが、母親は学校で突然に倒れたことがショックで、家でまた心臓が止まったらと考えると不安が強い様子であった。病院内のチームは、在宅移行の意思決定を家族に促すとともに、在宅生活の不安を少しでも回避できるように地域でのサービス等の社会的サポートシステムを整える必要があった。

病院の退院支援室の医療ソーシャルワーカー（MSW）が地域の医療的ケア児支援センターに連絡したところ、相談担当者（医療的ケア児等コーディネーター）が、病院のMSWや退院支援室と連携しながら、一緒に地域での支援体制を調整することとなった。

この事例における、退院までの調整の経過と、退院してからの地域での多職種連携の状況をみていきましょう。

a　退院までの調整

退院までは、MSWが家族に情報提供を行い、病棟看護師とともに親子のニーズを確認しながら、家族が地域で子どもと暮らそうと思えるように支援体制を整えます（**図5**）。

病院では、MSWや退院支援看護師が役割分担をしながら、地域の保健センターや医療的ケア児支援センター*に連絡して地域で利用可能なサービスの情報を集め、その情報を家族に提供し、家族の要望とのマッチングを行います。病棟看護師は、家族が在宅移行への意思決定ができるよう、心理的支援や医療的ケアを習得するための指

*各自治体に医療的ケア児支援センターが設置され始めている途上であり、その機能が確立されているわけではない。また、医療的ケア児支援センターでの調整は、福祉職や看護職など、多様な職種が担っている。

導をします。また、家族は学校に現在の状況を説明し、学校で可能な対応の情報を得て、MSWや病棟看護師に情報を伝えます。病院では、家族から伝えられた学校の情報をもとに、学校や教育委員会にどのような依頼をすればよいかを家族とともに多職種で考えます。

MSWの連絡を受けた医療的ケア児支援センターでは、医療的ケア児等コーディネーターが地域の施設・事業者や支援者に退院する子どもの情報を伝え、サービス提供が可能かどうかを打診します。提供が可能ということであれば、病院のMSWに紹介します。

病院内のチームでは、これらの情報を家族に提供し、家族からの依頼したいという意思を確認してからMSWが紹介された施設・事業者に直接交渉しますが、最終的な契約は、家族と施設・事業者との間で行われます。地域での支援体制がある程度決まると、退院の前に病院と地域の支援者が一堂に集まる会議を開催して、子どもや家族の状況を共有します。これら一連の連絡・相談・報告を「調整」といいます。

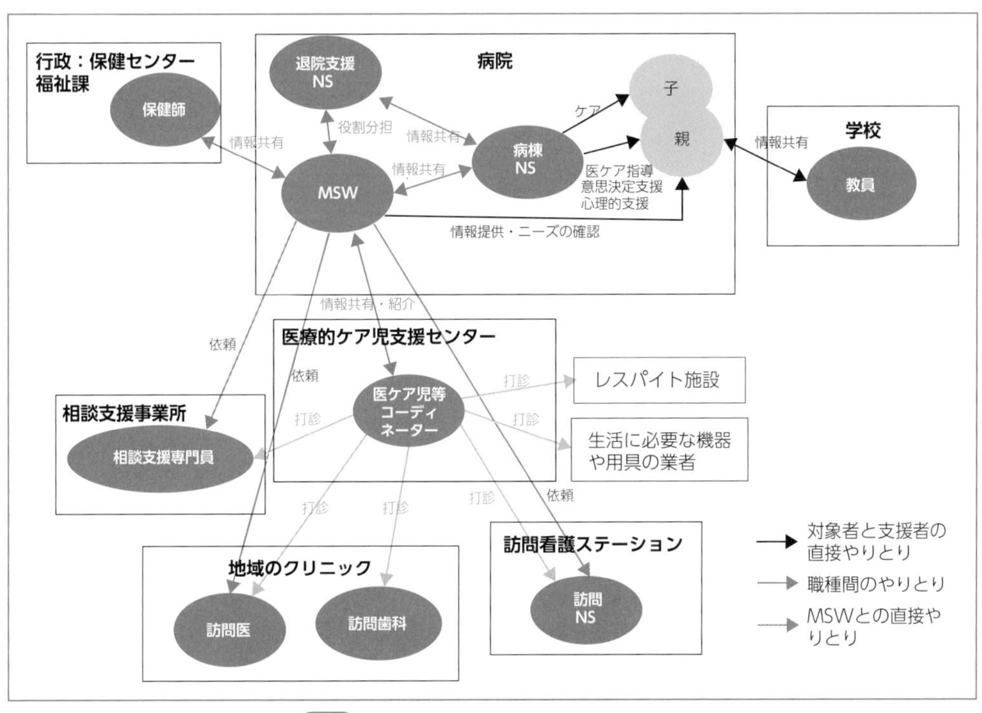

図5 退院に向けた多職種間の調整

b　退院してからの多職種連携

在宅移行支援は、退院して家に帰ったら終わりではありません。高度な医療的ケアが必要な子どもの場合、親も子も落ち着いて生活できるようになるまでには、十分な支援が必要になることが多いものです。心理的な支援も含めて、家族が自分たちの生活を構築していけるように、多職種が目標を共有して、情報交換をしながら、チームで支援することが必要です。

子どもが退院してからは、比較的早い時期に訪問看護師が訪問します。退院日に訪問する場合もあります。子どもの健康状態や家族の生活状況を見ながら指示書に沿って看護を行います。家族が困っている状況があれば、困りごとの内容に合わせて、訪問看護師は適切な支援者に相談をします。健康上の困りごとであれば、訪問医に相談したり、MSWや退院支援看護師を通じて病院の医師や看護師に相談します。生活上の困りごとで、福祉サービスの必要性があれば、担当の相談支援専門員に連絡します。予防接種や健康診断、障害に関する行政的な手続きは、保健センターや市役所窓口に相談するように、家族に助言します。

相談先がわからない場合は、医療的ケア児支援センターに連絡すれば、基本的にどんな相談も受け付けます。家族、施設、病院など、どこからの相談であっても、適切な窓口につなぐ役割を担っています。

退院するときに調整した支援体制が、地域に帰ってからもそのままでよいかどうかは、帰って生活してみないとわかりません。訪問看護の内容や回数が変更になったり、新たな福祉サービスや機器・用具が必要になる場合もあります。そのようなときに、すぐに連絡を取り合って、必要な支援を整えることができるように、多職種は情報共有をして家族を支えます。

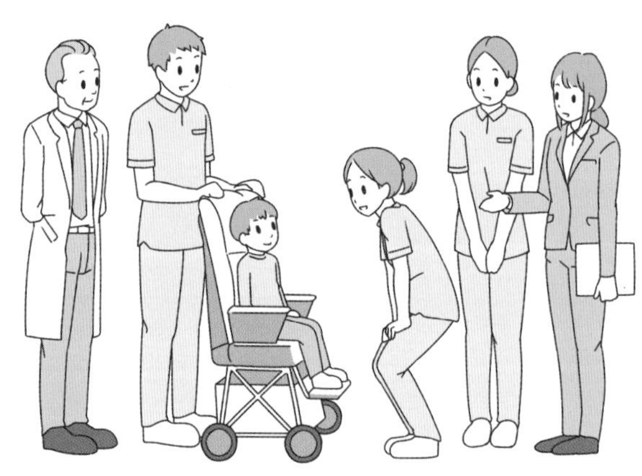

小児看護に関わる専門看護師の活動

多職種連携のチーム活動を学んでほしい

医療的ケア児支援センターの家族支援専門看護師　　市川百香里

多職種連携は必要ですが、実際には簡単なものではなく、それぞれの職種の努力が必要です。

【医療的ケア児が在宅移行する際に重要なこと】

退院支援をする場合、まずは病院の看護師が両親の気持ち、特に母親の気持ちをうまく受け止めていくことが要になると感じています。意思決定支援に関しても、病院の都合で進めるのではなく、両親が不安な気持ちはあったとしても在宅での生活をイメージできるようになってきているか、医療的ケアの手技が獲得できてきているかという準備状況を把握しながら、タイミングを計って進めていくことが必要です。先の事例（p.23）のような中途障害の場合には、親は気持ちの整理が特に難しいものです。親子の絆があることは強みですが、親は子どもに障害があることに自責の念を抱き、苦しんでいます。その気持ちを受け止め、焦らないことも大事です。そして、家族が退院のイメージをもてるようにするためには、MSW や退院支援看護師が、地域の支援者と連携をとって、必要な支援者との協力体制を作り上げていくことが必要ですが、そのときに私たち家族支援専門看護師がサポートしています。

【多職種連携で重要なこと】

多職種連携では、それぞれの専門職がお互いの役割をきちんと理解して助け合う気持ちをもつこと、家族の状況、連携する相手の状況を想像する力がとても大事だと感じています。病院が地域の支援者に直接依頼する場合、関係性がないと簡単に断られてしまう場合があります。お互いの状況をよく理解できていないからです。そこで、関係性のある医療的ケア児支援センターの役割として、先に地域の支援者に情報提供して打診しておくと、支援者同士の関係や家族との関係がうまくいくことが多いものです。地域の支援者が子どもに慣れておらず、受け入れに不安がある場合には、医療的ケア児支援センターも一緒にサポートするという条件をつける場合もあります。医療的ケア児が多くなっているとはいえ、高度な医療的ケアを必要とする子どもの支援を経験したことのない支援者（訪問看護ステーション、在宅医、放課後等デイサービス等）も、まだまだたくさんあります。支援者の状況も汲み取ったうえで必要なサポートを支援者にも家族にも行いながら、親子を中心とした適切な支援チームとなっていけるように、調整役をしています。このような支援チームは、すぐにできあがるわけではないので、必要なときにすぐに連携できるように、日頃からの関係づくりを心がけています。

【これから看護師になる学生に伝えたいこと】

　私は子どもが地域で暮らすことの価値を考えて、一緒に伴走できる支援者でありたいと思っています。子どもたちは障害の有無に関わらず、希望も目標ももっていて、学校にも行きます。かつては、障害のある子どもは寝たきりになって、外に出ることもできない時代もありましたが、今は社会的な支援が充実しつつあります。家族もいろいろな思いを抱えながら、地域で暮らしたいと望んでいます。家族の要求、子どもの要求をすべて叶えられないときもありますが、看護師はいろいろな情報をキャッチして、子どもと家族が納得できるように一緒に考えたいと常に思っています。看護学生のみなさんにも、“子どもや家族の気持ちを察知したい”という思いや観察力を磨いてほしいと思います。

市川百香里

　看護専門学校卒業後、岐阜県総合医療センターにて救命救急センター　NICU、小児科病棟で勤務した。NICU 時代より、医療依存度の高い重症児をもつ家族の支援に興味をもち、大学院にて「低出生体重児と親の絆を形成するプログラムの開発」を行った。その後、退職を機に在宅看護に従事しながら、家族支援専門看護師を取得。在宅で暮らす障がいのある人と家族の生活に関する相談や調整を行う岐阜県看護協会重症心身障がい在宅支援センターみらいの立ち上げから関わり、活動している。医療的ケア児支援法の施行後、現在は医療的ケア児支援センターの役割も担っている。

速やかな情報収集と状況判断が求められます

小児看護専門看護師　　**馬場恵子**

　外来では受診時の短時間で子どもや親の問題を見極める力が必要になります。ある内反足の乳児の事例では、母親の生活上の問題を察知し、適切な社会的資源を利用できるようにサポートしました。以下に、短時間で母親の課題を見出す方法について説明します。

　内反足とは、足と足首の形や位置がねじれてしまう先天性の障害です。内反足の新生児が生まれると、両親は、できるだけ早く、専門の病院を受診したいという気持ちになり、産院でも退院と同時に小児整形外科を紹介するため、出生後1～2週間、なかには産院を退院したその足で受診する方もいます。私の勤務する医療機関には小児整形外科があるため、多くの方が受診します。内反足の診断に至り、治療が始まると、両親はギプス管理の指導を受けます。赤ちゃんとの生活に加えギプス管理までが加わることになり、自宅での管理には家族のマンパワーが必要になります。そのため、父親の協力はどのくらい期待できるのか、祖父母が育児を手伝える健康状態であるのかも、私たちは査定します。

この事例では、2回目のギプスの巻き直しに来た母親の様子が目に留まりました。母親は医師の診察の間もぼーっとした様子で元気がなく、看護師が声をかけても、短い返答を発するのみです。また、身だしなみは整えられておらず、今にも倒れ込みそうな様子も見られました。そこで、母親に「お母さん。赤ちゃんのお世話にギプス管理と、大変ですよね。睡眠はとれていますか？　食事もとれていますか？」と声をかけました。すると、母親は、「今はとにかく睡眠の時間が欲しいです。しんどいです」とすぐに返答があったため、赤ちゃんのギプスが巻き終わったら、少し休んでから帰るように勧めました。母親が赤ちゃんの授乳をしている間、自宅での様子や母親の気持ちを聴くうちに、母親は十分な睡眠と食事がとれておらず、健康状態、精神状態がギリギリの状態で頑張っていること、父親も仕事が多忙で休暇等の調整ができていないことがわかりました。家族のマンパワーについての情報収集の必要性を感じ、同行していた祖父母の話も聞いたところ、祖父母も健康状態に問題を抱えていることがわかり、家族全体が不安定な状況であることが査定できました。

このままでは、赤ちゃんの安全と生命が守られないと判断し、まずは母親の一番のニーズである休息をとれる環境の確保が必要であると考え、社会資源の利用を提案し、母親の気持ちを確認しました。母親には、今までの頑張りを十分に認め、そして、今は母親自身の休息が赤ちゃんにとっても一番必要であることを、祖父母も同席のうえ話しました。母親の希望を確認後、病院の医療ソーシャルワーカー（MSW）にサービス調整を依頼し産後ケアセンター*への入所と、地域の保健師に連絡して地

*産後ケアセンター：出産後の育児支援を目的とし、母親と赤ちゃんが一緒に過ごせる宿泊型ケア施設。個室が基本で、リラックスした時間が過ごせるようシステム化されており、家族と一緒に宿泊できるスペースも完備している。看護師、助産師を中心に臨床心理士などの専門職が24時間体制でケアにあたるようになっている

域での支援体制を整える調整を迅速に行いました。

小児看護専門看護師は、外来の短時間の中であっても、子どもや家族の問題になりそうな徴候を察知し、背景にある状況を推論しながら関連する情報を見極めて、速やかな情報収集と状況判断を行います。小児看護は子どもが主体ですが、なにが子どもの健康や生活に影響するかを瞬時に考えます。また、どのような支援ができるか考えるときには、利用できる社会資源や制度を知識としてもっていること、そして誰につなげることが今後の「継続した支援」として成り立つかを考えます。子ども自身がもつ力に加え、周囲の人々の力がどのように作用しているかを査定しながら、より支援の力が効果的に働くよう調整することが、重要だと考えます。

これらの技は、知識も必要ですが、経験を積み重ね実践知を得ることが必要です。実践知にするには、一つ一つの事例を振り返り考えることです。一人ひとりの子どもや家族との出会いを大事にしてほしいと思います。

馬場恵子

大学卒業後、滋賀県立小児保健医療センターにて勤務し、2007年小児救急看護認定看護師取得、2020年には小児看護専門看護師を取得した。医療的ケアが必要な子どもと家族の療養支援や、子育て支援、虐待防止活動を行いながら、現在、看護外来を活動の中心として子どもと家族の看護支援を行っている。

小児看護専門看護師は、子どもの最善の利益が守られるよう、子どもと家族のもつ力をサポートし、子どもと家族がともに成長できるよう、看護を提供する役割があると考えている。

4 子どもの生活を支えるさまざまな法律・制度

どの子どもも心身の状況や置かれている環境等に関わらず、その権利の擁護が図られ、ひとしく健やかに育つようにさまざまな法律により制度が整備されています。実習で担当する子どもと家族が制度を利用できているのかどうかを確認できるようにするために、医療助成・福祉制度を整理しておきます。

下記の医療費助成制度は、助成内容が一部重複します。一つの例として、子どもの誕生後、子ども医療費助成を受けている時期に小児慢性特定疾病医療費助成の対象の疾患に罹患した場合には、制度としては重複します。どちらか一方の助成制度を利用すればよいのですが、どちらを利用するかは、親の手続きの仕方や病院等の窓口での説明によって異なってきます。しかし、助成費用の支払元が自治体費用か、国の交付金となるかの違いがあります。各々の制度の詳細によっては子ども医療費助成制度以外の制度を手続きしておくほうが後々に有利なこともあります。対象の子どもが利用している制度を理解できるように、以下にまとめました。

❶ 医療費の助成制度

1 子ども医療費助成制度

子ども医療費助成制度は、子育て世帯の負担を軽減し、子どもたちが安心して必要な治療を受けられるように子どもの医療費を助成するという目的があります。子どもが医療機関で保険診療により治療を受けた場合、自己負担額（保険診療分）が助成されます。各自治体により設計運営されている制度のため、名称や対象年齢は自治体により異なります。対象年齢は0歳～中学生までの自治体が多いものの、0～3歳未満までや、期間が長い地域では0～24歳までの地域もあります。また、助成の範囲も入院費に限る場合や、外来でも助成の範囲が限られる等の制限がある場合があります。申請窓口は自治体になります。

2 未熟児養育医療制度

出生体重が2,000g 以下、あるいは、身体の未熟性に起因する運動異常や体温が

34℃以下、強いチアノーゼ等呼吸器、循環器の異常、繰り返す嘔吐等、入院治療が必要と医師が判断したときに、自治体が指定する医療機関で入院治療費の助成を受けられる制度（母子保健法）です。申請窓口は市町村または管轄の保健所です。

3 自立支援医療（育成医療）

育成医療は、児童福祉法第4条第2項に規定する18歳未満の障害児（障害に係る医療を行わないときは将来障害を残すと認められる疾患がある児童を含む）で、その身体障害を除去、軽減する手術等の治療によって確実に効果が期待できる者に対して提供される、生活の能力を得るために必要な自立支援医療費の支給を行うものです。申請窓口は市町村です。

4 小児慢性特定疾病医療費助成

小児慢性特定疾病に罹患している児童等について、健全育成の観点から、家庭の医療費の負担軽減を図るため、その医療費の自己負担分の一部を助成する制度（児童福祉法）です。対象は、18歳未満の者、ただし、18歳到達後も引き続き治療が必要であると認められる場合には20歳未満まで対象となります。申請窓口は居住している都道府県等になります。

5 障害者医療費助成

障害がある児（者）が医療機関等で保険診療により治療を受けた場合、医療費の自己負担額（保険診療分）から一部負担金を差し引いた額が助成されます。各自治体独自の制度のため、制度の名称や助成内容、対象基準は異なります。多くの自治体では、身体障害者手帳、療育手帳、精神障害者保健福祉手帳の等級で、対象者を決めています。申請窓口は市町村です。

6 障害者手帳

身体障害者手帳、療育手帳、精神障害者保健福祉手帳の3種の手帳を総称した一般的な呼称です。制度の根拠となる法律等はそれぞれ異なりますが、いずれの手帳の人も障害者総合支援法の対象となり、さまざまなサービスを受けられます。自治体によって名称や制度が異なります。申請窓口は市町村です。

・**身体障害者手帳**（身体障害者福祉法）

身体の機能に一定以上の障害があると認められた者に交付されます。

・**療育手帳**（厚生労働省通知）

知的障害のある人が一貫した指導、相談や福祉を受けやすくするために交付されます。

・**精神障害者保健福祉手帳**（精神保健福祉法）

一定程度の精神障害の状態にあることを認定するもの。てんかんや発達障害が含まれます。等級は、精神疾患の状態と能力障害の状態の両面から総合的に判断され、2年更新となっています。

❷ 障害者の日常生活及び社会生活を総合的に支援するための法律（障害者総合支援法）

障害者総合支援法は障害のある人が、日常生活や社会生活を営むうえで必要な障害福祉サービス等を定めた法律で、従来施行されていた「障害者自立支援法」を改正するかたちで、2013年4月に施行されました。2018年に大きな改正があり、その趣旨の一つとして、障害児支援のニーズの多様化にきめ細やかに対応するための支援の拡大を図るほか、サービスの質の確保・向上を図るための環境整備を行うことが挙げられています。改正の2本柱は、図6に示すように地域生活支援事業と自立支援給付に分かれます。

自立支援給付とは、障害のある人が在宅や通所、入所の形で福祉サービスを利用した際に、行政が費用の一部を負担するもので、利用者へ個別に給付されます。**地域生活支援事業**は、住民に身近な存在である市町村または都道府県が行う、各地域の状況に応じて実施される事業であり、障害のある人が住み慣れた地域で生活できるように地域を整備していく施策です。

改正点「障害児支援のニーズの多様化へのきめ細かな対応」を下記の4つに示します。

① 居宅訪問により児童発達支援を提供するサービスの創設

重症心身障害児等の居宅を訪問して発達支援を行うサービスの新たな創設

② 保育所等訪問支援の支援対象の拡大

これまで保育所・幼稚園、放課後児童クラブ、小学校等に相談支援員が訪問していたが、支援対象に乳児院と児童養護施設が追加

③ 医療的ケアを要する障害児に対する支援

医療的ケアを必要とする子ども（医療的ケア児）が心身の状況に応じた適切な支援を受けられるように、各自治体において保健・医療・福祉等の連携促進に努めること

④ 障害児のサービス提供体制の計画的な構築の推進のため、障害児福祉計画の策定をすること

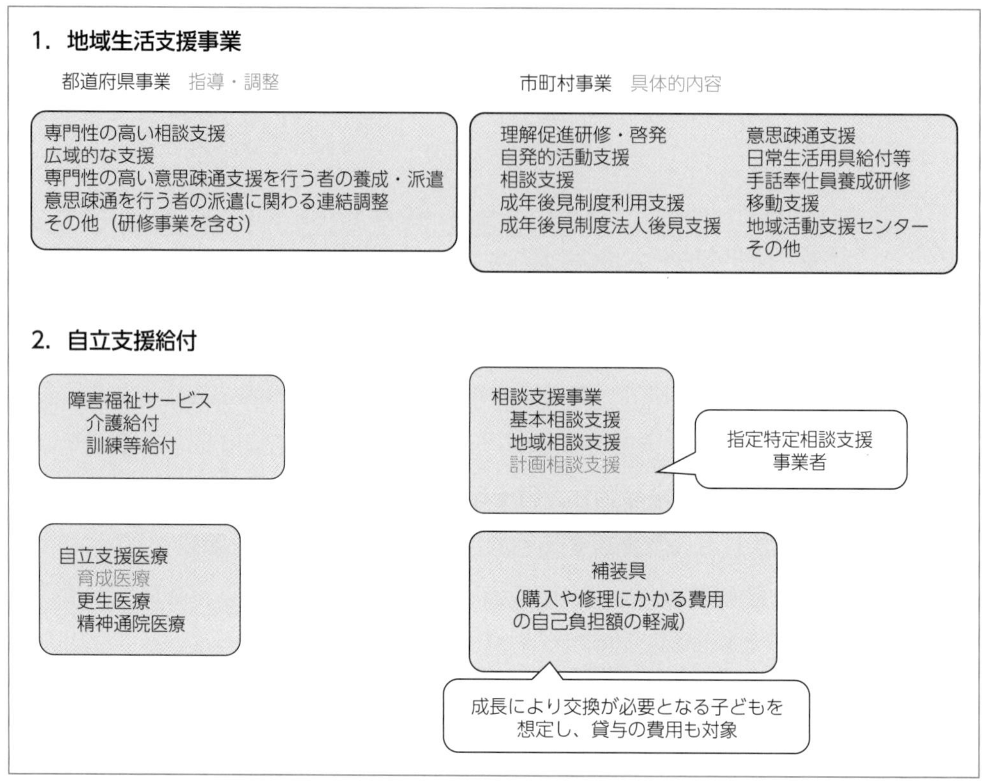

図6　地域生活支援事業と自立支援給付の模式図

❸ 医療的ケア児及びその家族に対する支援に関する法律（医療的ケア児支援法）

2021年9月に成立したこの法律は、医療的ケア児の健やかな成長を図ることを目的にしています。医療的ケア児とその家族に対しての支援について、障害や医療的ケアの有無にかかわらず、安心して子どもを産み育てることができる社会を目指します。これまで改正された障害者総合支援法で各省庁および地方自治体の「努力義務」とさ

れてきた医療的ケア児への支援が「責務」に変わりました。そのため、各都道府県には医療的ケア児支援センターを設置し、地域の支援体制の構築が求められています。

特に、学校の設置者に対しては「学校に在籍する医療的ケア児が『家族の付添いがなくても』適切な医療的ケアその他の支援を受けられるようにするために、看護師等の配置その他の必要な措置を講ずるものとする」と明示され、家族による24時間ケアを前提としない医療的ケア児の学校生活の実現を掲げています。

④ 発達障害者支援法

1 法律の目的と改正主旨

発達障害者支援法は、発達障害のある人への適切な支援を推進するために、2004年に制定された法律です。2016年の改正では、切れ目ない支援の重要性に鑑み、障害者基本法の理念にのっとり、共生社会の実現に資することを目的に明文化されました。

この法律において、発達障害とは「自閉症、アスペルガー症候群その他の広汎性発達障害、学習障害、注意欠陥多動性障害その他これに類する脳機能の障害であってその症状が通常低年齢において発現するもの、発達障害及び社会的障壁*により日常生活または 社会生活に制限を受けるもの」と定義しています。

発達障害者の支援は、①社会参加の機会の確保、地域社会において他の人々と共生することを妨げられない、②社会的障壁の除去に資する、③個々の発達障害者の性別、年齢、障害の状態及び生活の実態に応じて、関係機関等の緊密な連携の下に、意思決定の支援に配慮しつつ、切れ目なく行う（基本理念、第2条の2）ことが示されています。

国及び地方公共団体の責務（第3条）については、相談に総合的に応じられるよう、関係機関等との有機的な連携の下に必要な相談体制を整備することであり、相談窓口として、発達障害者支援センターが各自治体に設置されています。

国民の責務（第4条）としては、「個々の発達障害の特性等に関する理解を深め、発達障害者の自立及び社会参加に協力するよう努めること」となっています。つまり、

*社会的障壁：発達障害がある者にとって日常生活・社会生活を営む上で障壁となるような社会における事物、制度、慣行、観念その他一切のものを指す。

私たちが日ごろから、人間平等の当たり前の気持ちをどんな場面でももつことです。

発達障害の可能性のある児童生徒は、通常の学級を含め、すべての学校・学級に在籍していると考えられ、文部科学省では、こうした幼児・児童生徒への指導・支援のために、厚生労働省等と連携しながら、特別支援教育をさらに充実させていきます。

2 発達障害の理解

発達障害は、生まれつき脳の働き方に違いがあり、対人関係を築くことが苦手、落ち着きがない、集団生活がうまくできない、ある特定の学習が極めて苦手というような症状があらわれるものです。生まれつきの特性であるため、治すというよりも特性に合わせて発達を支援し、自分も周囲の人も特性を理解して行動できるようになることが望まれます。しかし、理解されない場合には人との摩擦を生じ、さまざまな場面で「生きにくさ」を感じます。

同じ障害名でも、特性の現れ方に差があったり、複数の障害をあわせもつこともあります。診断が確定されるまでには時間がかかる場合も多く、発達の状況を見ながら、一人ひとりの子どもにあった適切な支援をしていくことが必要です。

主な発達障害として図6のような、自閉スペクトラム症（autism spectrum disorder：ASD)、注意欠如多動性障害（attention-deficit hyperactivity disorder：ADHD)、学習障害（learning disabilities：LD）に（発達性）協調運動障害が併存することが多いと言われています。（発達性）協調運動障害は協調的な運

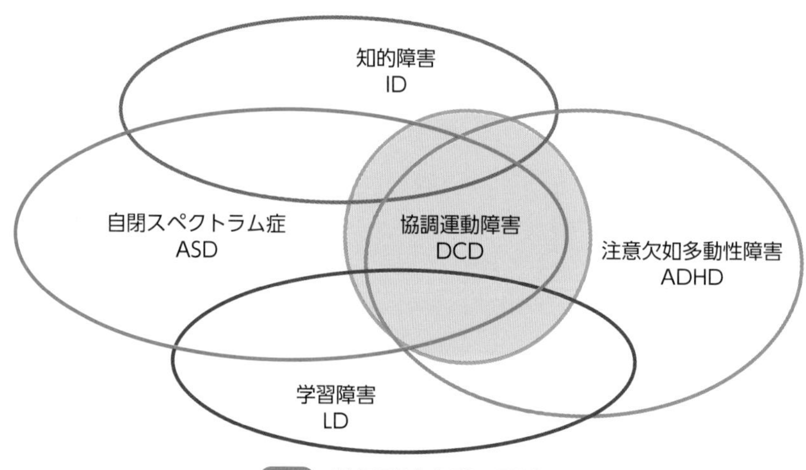

図6 神経発達症群の関連

泊祐子：さまざまな特徴をもつ子どもと家族の観察．看護判断のため気づきとアセスメント 小児看護（山口桂子，泊祐子編）．p.23，中央法規，2022．一部改変

動の全身運動や手先の微細運動がぎこちない障害をいいます。このような発達障害をもつ子どもは年々増加しているため、発達障害とひとくくりにはできません。それぞれ神経発達症の特性に関する知識をもっておくと、子どもの行動の意味を考えるときに参考になります。

知識を確認してみよう

＊下記の子どもの事例はどの法律や制度を利用できるか考えてみましょう。

【事例 A】

2か月児。30週1,600グラムで誕生した低出生体重児。アプガースコアは、1分＝5点、5分＝7点であった。NICUで治療を受けていたが、呼吸状態も安定し合併症は起こらず、比較的順調に体重が2,300グラムになり、50日目に退院となった。今後、定期受診が必要である。

【事例 B】

この4月に小学校に入学した1年生女児。「心房中隔欠損症」が1歳半乳幼児健康診査で発見されたが、症状がなかったので、定期受診をして様子をみていた。しかし、体重増加不良や息切れなどの症状が出現したので、医師に勧められ、5歳の夏に手術を行った。

【事例 C】

誕生した新生児の背中に軟らかい瘤があり、産科クリニックから大学病院のNICUに搬送された。NICUでは検査が行われ、小児科医から親に、子どもの病気は二分脊椎症であることや、今後検査や状態を診て手術の必要性を検討する説明がなされた。赤ちゃんは四肢を動かし元気に泣いている。

（答えは次ページ）

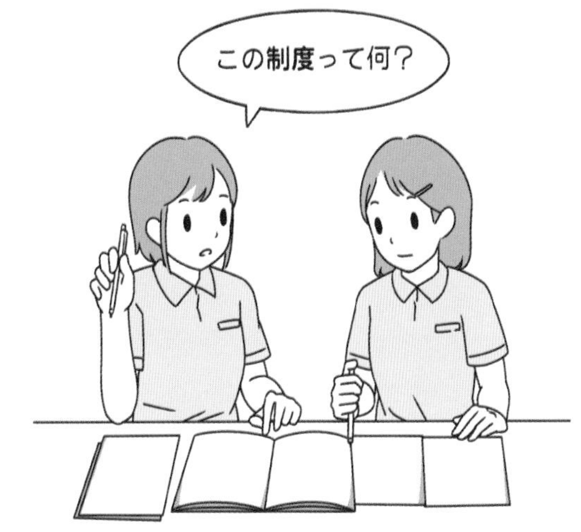

【文献】
1）文部科学省：病弱における学校における配慮事項（案）
（https://www.mext.go.jp/b_menu/shingi/chukyo/chukyo3/046/siryo/attach/1311171.htm　閲覧日 2022 年 12 月 1 日）
2）日本栄養士会ウェブサイト
https://www.dietitian.or.jp/（閲覧日 2023 年 1 月 7 日）
3）日本小児臨床アレルギー学会ウェブサイト
http://jspca.kenkyuukai.jp/special/index.asp?id = 27187（閲覧日 2023 年 1 月 7 日）
4）日本作業療法士協会ウェブサイト
https://www.jaot.or.jp/（閲覧日 2023 年 1 月 9 日）
5）日本言語聴覚士協会ウェブサイト
https://www.japanslht.or.jp/（閲覧日 2023 年 1 月 9 日）
6）日本ホスピタル・プレイ協会ウェブサイト
https://hps-japan.net/outline-2（閲覧日 2023 年 1 月 7 日）

回答

事例 A　未熟児養育医療制度

事例 B　小児慢性特定疾病医療費助成

事例 C　自立支援医療

第2章

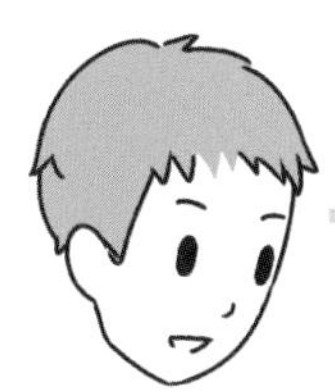

実習前に準備しておくと役に立つこと

小児看護学実習で有意義な学びを得るためには、実習前の自己学習が大切です。この章では、実習前のイメージづくりの方法、さまざまな知識の学習ポイントと実習での活用方法、具体的な技術練習の方法について説明します。

1 実習前のイメージづくり

少子化の影響もあり、子どもにはあまり関わったことがないという学生が多くなりました。そのため、小児看護学実習のイメージがわきにくいという人も多いと思いますが、まずは、子どもや小児看護学実習のイメージをつくってみましょう。

❶ 子どもに対するイメージづくり

授業では、発達段階に応じて関わり方を工夫する必要があることを学習しますが、子どもに接した経験が少ないと、発達段階ごとの子どものイメージを思い浮かべることは難しいでしょう。そのため、動画や実際の場面で子どもの様子を見ると参考になります。授業で学んだ成長発達の知識と結びつけて、各年代の子どもたちの発達の全体像をつかんでおくと、より確実な知識として覚えておくことができます。

1 子ども番組やYouTubeの動画を視る

子どもが出演している番組で年齢に応じた反応を視てみましょう。子どもへの話しかけ方や興味を引く絵や説明の仕方を学ぶことができます。手遊びや工作など、遊びのバリエーションを知っておくことも役に立ちます。

2 公園や児童館、デパートなどの遊び場での子どもの様子を見る

子どもが遊んでいる場所に行って、親子や子ども同士で遊んでいる様子、会話している様子を見てみましょう。どれくらいの年齢の子どもが、どんな反応をするか、子ども同士や大人とのコミュニケーションの様子を見ておくと参考になります。特に親の子どもへの対応は、参考になります。

3 学校図書館で子どもの発達に関連する動画を視る

看護師養成校には、子どもの発達に関する動画が、図書館などに備えてあることが多いものです。解説を聞きながら、各年齢の子どもの様子を視て、成長発達に合わせた関わり方を学習しておきましょう。

❷ 小児看護に対するイメージづくり

小児病棟の雰囲気や子どもならではの看護の様子を動画で視たり、具体的な看護事例を読んでおくとよいでしょう。

1 学校の図書館にある小児看護の動画やネット上の動画

小児看護に関する動画で、実際にどのような看護が行われているのかを視ておくことも参考になります。現在公開されている動画には、小児看護技術関連の動画や、場面に合わせた小児看護の特徴を説明するもの、小児看護学実習の様子を示すものなどがあります。図書館司書や実習担当教員に、お勧め動画を聞いてみるのもよいでしょう。

2 小児看護の事例紹介や事例研究

看護学生用の雑誌や小児看護関連の雑誌には、具体的な看護事例が紹介されていることがあります。自分の実習する病棟に関連する疾患などの看護を学んでおくと、看護をする際のヒントになります。

❸ 子どもとの関わりに自信がない人が、実習を楽しむための心がまえ

小児看護学実習を経験した学生の多くは実習での子どもとの関わりに楽しさを感じ、苦手意識がなくなったとか、子どもが可愛くなったという感想を聞きますが、一方で子どもを苦手と感じ、関わりに自信がない人もいます。

子どもは、「嫌なことは嫌」とストレートに感情を表現するため、泣きだしたりしたら、どのように対応してよいかわからないという人もいれば、言葉で表現できないために何を考えているかがわからないから困るという人もいるかもしれません。一方で、泣いたり笑ったり素直に表現するからこそ、反応がわかりやすく、評価がしやすいという側面もあります。成人を対象とする実習では、患者は学生に気を遣って感謝の気持ちを言ってくださる場合や、嫌でも我慢をしてくださる場面もあるでしょう。それは、学生にとってありがたいことですが、自分のケアが妥当だったかどうか、はっきりとわからないこともあります。子どもの場合は、不適切な対応をすると怒っ

たり、嫌がったり、簡単には受け入れてくれないという難しさはありますが、子どもに合わせて一生懸命に考えて工夫し、それが子どものニーズとマッチしたときには、本当に嬉しそうな反応や楽しんでくれている様子がわかります。このように自分の考えた援助の成果が見えやすいことが小児看護の醍醐味です。

現代は少子化の影響や生活環境の変化もあり、幼いきょうだいや親戚の子どもと接する機会も少なく、地域で日常的に子どもを見かけることも少なくなりました。子どもと関わった経験の少ない人が、関わりに自信がないのは当たり前と考え、実習の中で、子どもたちやご家族からたくさん教えてもらいましょう。子どもと関わる経験を積み重ねながら学ぼうという心がまえで、小児看護学実習を楽しんでもらいたいと思います。

④ 家族との関わりを心配している人が、家族看護を深めるための心がまえ

もう一つ、学生から時どき聞く心配事は家族との関わりですが、小児看護学実習は、家族を身近に感じ、家族を対象とする看護を学ぶ機会が多い実習です。家族の気持ちを実際に聞いたり、家族に対する支援を考える経験をすることで、小児看護学実習での学びを他領域にも活用することができます。しかし、家族が常に一緒にいるからこそ「親に監視されているようで怖い」「家族とどう関わったらよいかわからない」と感じる学生がいます。

受けもちに同意する親の大半は、学生に協力的です。学生のケアの手際がよくない場合でも、多くの親は学生のケアがうまくいくように子どもをあやしてくれたり、学生を励ましてくれることも少なくありません。むしろ、「遊んでもらえて助かる」「気持ちを聞いてもらって嬉しかった」という声もよく聞きます。多くの学生が親から感謝の言葉をもらうのは、一生懸命に子どもを看護しようとする姿や、子どもや親の問題を何とか解決できるようにしてあげたいという気持ちが伝わるからです。親も子どもも看護の対象であると考え、「理解したい」「よりよい看護をしたい」と努力することで、関係性はできてくるものです。「どう評価されるのか」という自分の不安な気持ちに目を向けるのではなく、「どうしたら子どもや家族が快適に過ごせるのか」と親子に目を向けて考えることで、家族との関わりを向上させることができます。

⑤ 先輩に実習の様子を聞いてみた！

Aさんは3年生になり、後期に小児看護学実習があります。子どもはかわいくて好きなので楽しみな部分もありますが、小さな子どもと接したことがないため、小児看護学実習に自信がありません。そこで、サークルの先輩の4年生のBさんに実習の様子を聞いてみることにしました。

A：先輩、私、小児の実習が楽しみなんだけど、子どもと上手く関わる自信がないんです。先輩はどうでしたか？

B：私もそうだよ。私なんて、子どもが苦手で小児の実習が一番心配だったの。中学生の頃に、4歳の従弟にすごく傷つくことを言われて、もう子どもって嫌って思ってた時期もあったから。でも、行ってみたら一番楽しくて、すごくいろいろ学べたよ。

A：そうなんですか⁉　何が一番楽しかったんですか？

B：子どもがかわいかった！　これに尽きる～！　でも、対策はちゃんとしたからね。それで乗り切れたと思う。

A：どんなふうに乗り切ったか、教えてください。

B：じゃあ、どんな実習だったか詳しく教えてあげるね。

1 自己学習を活用して、子どもとの関わり方を学ぼう

B：まず、自己学習はちゃんとしたよ。実習要項に書いてある学習はきちんとしてよかったって思った。特に、成長発達はしっかり勉強したけど、実際には教科書だけではなかなかイメージがつかめなかったな。保育園の実習に行って、ようやく少し子どもとの関わり方がわかったって感じだった。保育園の先生たちって、すごく話し方が上手なんだよ。子どもをその気にさせるのもうまいしね。けんかの仲裁とか泣いているときのなだめ方とか。とにかく、先生たちのやり方をじっくり見て、盗んだって感じかな？

ヒント！

保育園の実習がある場合には、子どもの気持ちを考えた関わり方のコツを掴んでおきましょう。保育士やベテランナースの関わり方を覚えておいて、真似することも役立ちます。なぜ、その関わり方がよかったのかを振り返っておくと、さ

まざまな場面に応用することができます。

B：受けもちは、3歳の肺炎の女の子だったんだけど、人見知りがあって、最初、全くこっちを見てくれなかったの。挨拶をしても、お母さんの後ろに隠れちゃうし。もうどうしようかと思った。

A：うわ～、そういうのが一番不安。どうしていいのかわからない。

2 情報を集めて、子どもとの関わり方を考えよう

B：私もそうだったんだけど、先生にどうしてこういう反応をするか考えてみようって言われて、カルテの情報とか、お母さんの話とか情報を集めながら考えたんだよ。

A：看護過程の情報収集ですか？

B：それもそうなんだけど、発達と病気の影響を考えるといいよって言われたの。3歳って、どういう発達かを考えてって言われて、最初はえ～って思ったんだけど、3歳って言葉はしゃべるけど、きちんとした理解は難しいんだよね。よくわからないのに病気になったら、どんなふうに感じるかをいろいろと想像してみると、注射とか検査とか怖い思いをしたんだなって思ったし、お母さんから怖がりさんだって聞いたから、そうか、たくさん怖い思いをしたんだなってわかったの。それに、熱が高くて、咳も多かったから、体調が悪くて機嫌が悪いのもあるのかなっていうこともわかったから、怖くないようにしてあげたいってすごく思って、どうしたら怖くないかなって、いろいろ考えてみたの。

ヒント！

さまざまな情報を成長発達の知識を使って考えることで、子どもの気持ちを想像することができます。何だかよくわからない存在ではなく、つらい思いを抱えている人として捉えられるようになると、何とかしてあげたいという気持ちになります。

心理・社会的な発達の知識の活用方法は p.58参照

B：お母さんに、ポケモンが好きって聞いたから、ポケモンの絵を描いて持っていってみたんだよ。そうしたら、ちょっとこっちを見てくれたの。やったーって思っ

て、聴診器と体温計出したら、また隠れちゃって。上手くいかないなって、へこんだよ〜。

A：なかなか、難しいですね。

3 困ったときはみんなの知恵を借りよう

B：そうなのよ。それで、行き詰まってたから、カンファレンスで話し合ってもらったの。

A：カンファレンスって、そんな話もするんですか。

B：事例をみんなで考えるみたいな感じで、指導者さんも来てくれて、グループみんなで話してもらったの。そこで、「お母さんも巻き込んだらどう？」とか、「遊びに時間かけたら？」とか、いろいろ意見をもらったんだけど、指導者さんが「自分のやりたいことじゃなくて、子どもの気持ちに合わせたらどうかな？」って言って、「そうか、私って自分のやることばかり考えてた」ってわかって、子どもの様子をよく見ることにしたの。

A：そうなんですね。

B：それで、今度は時間に余裕をもって、子どもとまずはじっくり関わろうと思って、ポケモンのぬり絵を持っていって、「一緒にやらない？」って誘ったの。最初は、やっぱり隠れていたんだけど、お母さんが「私がやろうかな」って言って一緒にぬり絵をしているうちに、自分もやるって言いだして、一緒にしているうちにだんだん慣れてくれた。これまで自分のやりたいことを焦ってやろうとしたのが間違いだなってわかって、ゆっくり遊んでから「お熱はかっていい？」って聞いたら、測らせてくれたんだよ。

A：よかったですね。

B：うん、嬉しかった〜。その日は、聴診器出したら泣いちゃったけど、次の日は、朝からいろいろと準備していったら、ちゃんと聴診もできた。子どもって、小さくてもちゃんとわかるし、体調がよくなるとだんだん慣れてくれるから、焦らずに、じっくり関わるのが大事だってよくわかった。だから、Aちゃんも頑張って！

ヒント！

子どもの反応や体調に合わせて関わるためには、子どもの反応の意味や病状を適切にアセスメントすることが必要です。指導者や教員とも相談しながら、理解を深めていきましょう。また、付き添っている親と協力することでケアができる場合も多いものです。グループメンバーも含めて、さまざまな人と相談しながらどのような方法がよいかを考えていきましょう。

グループでの協働学習の方法は、p.110参照

4 成長発達の知識を活用して健康状態をアセスメントしよう

A：なるほど～。ちょっとわかってきたけど、病気が成人とは違うからアセスメントや観察は難しくなかったですか？　小児の看護過程って、難しいし……。

B：そうそう。大人との身体の違いもちゃんと勉強しておくといいよ。私ね、実は指導者さんにほめられたの。「幼児の肺炎で注意しないといけないことはなに？」って聞かれて、みんなは答えられなかったんだけど、私は不安だったから事前学習だけはちゃんとしてたから、答えられたのよ。

A：すごい！　なんて答えたか教えてください！

B：それは、自分で勉強してよ。乳幼児がどうして呼吸器疾患になりやすいかって習ったでしょう。

A：うっ。覚えてない……。

ヒント！

乳幼児の身体機能の特徴をきちんと学習して整理しておくと、疾患を理解したり、観察項目やケアの方法を考えるときに役立ちます。身体機能（臓器の成長発達）の知識の活用方法はp.50参照

5 家族も看護の対象であることを学ぼう

B：それと、お母さんとか家族のことを考えるのもすごく勉強になった。お母さんはすごく気を遣ってくれる人だったけど、疲れてきているのがわかってきた。でも、私にできることがなかなか思いつかなかった。そんなときでも、「遊んでくれると助かります」って言われると、そんなことでも助けになるんだって感じたよ。家族のことを勉強してじっくり考えたのは、小児の実習が初めてだった。実習の最後に、一番学んだことをまとめて発表したんだけど、私の小児看護学実習の成果は、

「成長発達」と「家族」だったからね。それからの実習は、家族のことも考えるようになったから、小児の実習を最初のほうにやってよかったなって今は思ってる。

A：少し、イメージが湧いてきました。私も、頑張ってみます！

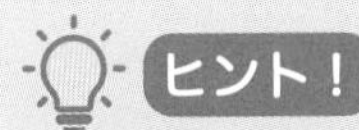

家族について学習しておくことも役立ちます。子どもが病気になったときに、家族はどのような影響を受けるかを考えられるように学習しておくといいですね。

家族についての学習内容は p.63参照

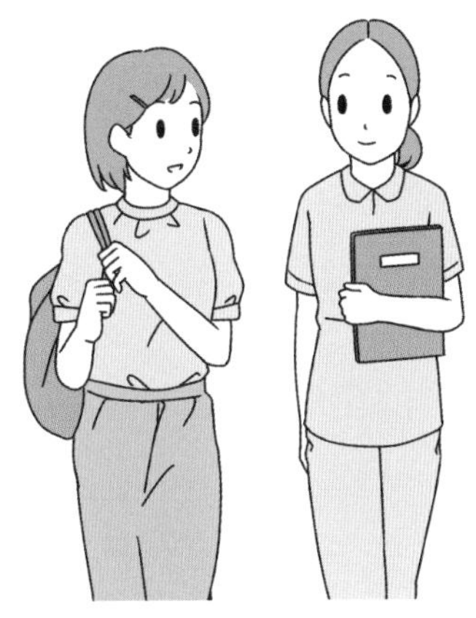

2 実習前の自己学習のすすめ

実習での学びを効果的にするために、大事なことの一つは実習前の自己学習です。事前に知識を得たり、技術を練習しておくことで、学びがより深まります。

学校から指定された事前学習はきちんと行うことが必要ですが、ただ教科書を見て知識を書き写したり覚えたりするのではなく、なぜその学習が必要になるか、どのように知識を看護に活用できるのかを理解しておくと、実習に役立てることができます。すべてを記憶しておくことはできませんが、教科書のどこにその知識が書かれているかを把握しておき、実習で活用できるように準備をしておきましょう。

❶ 子どもの成長発達についての学習

成長は身長や体重などの形態的な変化、発達は機能や能力の変化として用いられることの多い言葉ですが、形態の変化と機能・能力の変化は関連し合っているために、厳密に分けて考えることは難しいものです。 そのため、「成長発達」と表記し説明します。 子どもの成長発達を理解するためには、身体の形態的な変化、各臓器の機能・運動機能・心理社会的側面の発達、基本的生活習慣の獲得に関する知識が必要です。ここでは、小児看護に使うことが多い知識の学習ポイントと、看護への活用方法を説明します。

1 形態的な成長の評価

形態的な変化の主な内容は、身長、体重、胸囲、頭囲などの健診等で測定するもの、歯、骨、身体バランスなどがあります。年齢ごとの標準値を知り、評価の方法を理解しておくことで、対象の子どもが標準的な成長をしているかどうかを評価することができます（**表1**）。

評価をするときには年齢に即した成長をしているかという点とともに、健康的な成長をしているかということも重要な視点となります。栄養状態を評価する場合でも、肥満ややせなどの指標だけではなく検査データも含めて評価するなど、多側面から総合的に評価をすることができるように知識を深めておくとよいです。

表1 形態的な変化の評価方法と看護への活用方法

評価内容	項目	特徴	看護への活用
身長・体重の成長の程度	成長曲線	18歳までの子どもの身長と体重が、年齢に見合った標準的な成長であるかどうかを評価できる	年齢に見合った成長をしていない場合、原因を考えるきっかけとなる また、経時的変化を見ることで、病気などの早期発見につながる (身長と体重の増加率の違いや途中から増加の傾向が変わった場合など)
	パーセンタイル値 (乳幼児身体発育曲線)	6歳までの子どもの身長と体重が、年齢に見合った標準的な成長であるかどうかを評価できる	
肥満・やせ	カウプ指数	乳幼児(3か月～5歳まで)の肥満・やせの程度を評価できる **カウプ指数の計算方法** **体重(g)÷身長(cm)^2×10** 計算式は体重や身長の単位が異なるために10倍するが、BMI(ボディマス指数:高校生以上の成人の評価方法)と基本的に同じである。判定基準が異なる。年齢によって、基準値が若干異なる	肥満ややせの状況から、栄養状態などを分析することができる。極度の肥満ややせがある場合には、何等かの病気や環境の原因がないかを情報収集する。ただし、カウプ指数やローレル指数は目安なので、肥満の程度をきちんと把握したい場合には、肥満度を計算する
	ローレル指数	小・中学生の肥満ややせの程度を評価できる **ローレル指数の計算方法** **体重(kg)÷身長(m)^3×10**	
	肥満度	肥満の程度を評価することができる **肥満度(%)の計算方法** **(実測体重－標準体重)÷標準体重×100** 肥満度の求め方は成人と同じであるが、基準となる標準体重の求め方は成人と異なるので、注意が必要	

ほかにも、胸部や頭部の大きさ、歯・骨の発達等を理解しておくことで、多側面から成長の評価を行うことができます。また、身体各部のつりあい（身長と頭部の割合）を理解しておくと、転倒・転落の危険性を考えた環境づくりや遊びの工夫に役立てられます。

事例 **2歳児の形態的特徴から安全を考える**

回復期の2歳児の例。2歳児の場合、身長：頭部が5：1であるため、頭が重くバランスを崩しやすいことが特徴である。そのため、受けもち学生は、廊下を歩く際には、転ばないように手をつなぐか、常に側に寄り添って歩くようにすることを心がけた。また、サークルベッドから身を乗り出した場合には、頭が重いために転落しやすいという特徴があるため、子どもが柵から身を乗り出さないように、常にベッド柵は上げておくように心がけた。

2 臓器の成長発達と子どもに起こりやすい疾患や症状の把握

子どもの身体機能は未熟で、成人と同様の機能に近づく時期は、臓器ごとに異なります。どこまで機能が発達した状態で出生するのか、成長とともにどのように発達していくのか、未熟であることでどのような症状や疾患を起こす可能性があるのかを各臓器の機能ごとに学習しておくとよいでしょう。特に乳幼児期は機能が未熟なことで健康障害になりやすいという特徴があるため、機能の発達と症状や疾患を結びつけて理解しておくと、病状がより理解しやすくなります。ここでは、神経系、循環器系、呼吸器系、消化器系、腎・泌尿器系、免疫および体温調節機能の学習のポイントと知識の活用の仕方をまとめました。実習機関によってさまざまな病気の子どもに出会う可能性があるため、これ以外の学習も必要となる場合もあります。どの疾患においても、子どもの病態を把握する際には、形態的、機能的な未熟性をふまえて考えていきましょう。

a 神経系

脳の重量や反射の変化（永続する反射と消失する反射）を知っておくことで、子どもの脳の発達の状況を知ることができます。反射がない、もしくは反射が消失しないことで、脳機能の異常を疑う場合があります。また、熱性けいれんなどの脳機能の未熟性から起こる小児特有の疾患もあります。神経系が未熟なことで起こりやすい症状を理解しておくとともに、麻痺、運動障害、意識障害、脳圧亢進症状、髄膜刺激症状などの神経学的症状は、どのような観察をすることでアセスメントできるのかを学習しておくとよいです。

事例 けいれんで入院した10か月の子ども

家で3分程度のけいれん発作を起こし、救急車で来院し入院した10か月の乳児。初めてけいれん発作を起こしたことで、母親は非常に不安そうであった。入院時には髄液検査を行い、頭部のMRIと脳波の検査も今後予定されている。医師の診断では、熱性けいれんの可能性が高いが、髄膜炎の疑いもあるということであった。

学生は、受けもちがこの子どもに決まったとき、再度けいれん発作を起こしたらどう対応するべきかと心配をした。熱性けいれんを調べたところ、乳幼児の脳神経細胞が未熟なために、急激な体温上昇に対応しきれずけいれんを起こすものであり、繰り返すことはあっても、成長をすれば起こさなくなることが理解できた。髄膜炎に関しては、脳神経系疾患の観察を学習し、母親からふだんと生活の様子に違いがないかを聞いたり、身体の動きを観察したりして、運動障害や意識状態に問題ないかを見て指導者に報告した。

学生：離乳食は食べていて、ハイハイもしているので、運動や意識状態は問題ないと思います。眼振や眼球の動き、項部の硬直などの様子も観察しようとしたんですが、じっとしていないので観察できませんでした。

指導者：おむつ交換の様子を観察してみた？　項部の硬直を見るのは難しいけれども、おむつ交換のときにも髄膜炎のときのケルニッヒ徴候（Kernig's sign）を見ることができるから勉強してみてね。

指導者から説明を受けたことで、髄膜刺激症状の一つであるケルニッヒ徴候は、乳幼児の場合、おむつ交換時に下肢を曲げ伸ばしたときの反応で観察できることが学習できた。

b　循環器系

胎児循環から成人循環への移行の時期を知っておくことで、出生後に、成人循環の移行がうまくいかない場合に、呼吸や循環にどのような障害が起こるかを理解することができます。また、脈拍や血圧値も成長とともに変化しますが、その理由とともに理解しておくと、上昇した場合に、どのような負荷がかかるかを考えることができます。さらに、造血機能も未熟性があり、血液データも年齢によって異なることを理解しておくと、データと症状を結びつけてアセスメントすることができます。

子どもの場合、循環器系の異常は、先天性と後天性があり、繰り返しの手術や長期の管理が必要になる場合もあります。予備力の低い乳幼児期の心機能の特徴や運動機能の発達への影響をアセスメントするためには、乳幼児の場合、どのような行動が心機能に影響を与えるかを学習しておくとよいです。

事例　心室中隔欠損症の手術をした1歳児

心室中隔欠損症の手術目的で入院した1歳児。先天性の心室中隔欠損症があることが生後すぐにわかっていたが、生後しばらくは、体重増加が悪いものの心不全症状もなく成長していたため、自然閉鎖をする可能性も考えて経過観察となっていた。1歳前後から多呼吸や喘鳴などの症状が出てきたため手術適応となった。

学生は手術前日から受けもちになった。最初のうちは、心臓の病気なのになぜ呼吸の症状を観察するのかがわからなかった。循環機能を調べることで、心臓のポンプ機能が低下していることにより起こる症状であることが理解でき、心臓の負担にならない生活をする必要があることがわかった。乳児の場合、何が心臓の負担になるかを調べたところ、哺乳、啼泣、入浴などが負担になることがわかり、負担を軽減するためには、どのような配慮をしてケアをしたらよいかを考えることとした。

c　呼吸器系

呼吸器疾患（特に呼吸器感染症）は乳幼児に多い疾患であるが、乳幼児の呼吸器の特徴を多面的に理解しておくことで、どこに注意して観察やケアをすべきかという判断に役立てることができます。

また、循環器と同様に、呼吸機能の予備力が低いために、急激に重篤化する可能性もあります。重症化しないように予防していくためには、生活の中のどのような行動が呼吸状態に影響を与えるのかを理解して、観察やケアができるようにしておくとよいです。

事例 **RSウイルス感染症の1歳6か月児**

RSウイルス感染症の1歳6か月の子ども。RSウイルス感染症は、成人の場合には呼吸困難になるほど症状が悪化することはほとんどない。しかし、乳幼児の場合、重篤な細気管支炎になり、生命に影響を及ぼすこともある。この子どもの場合、酸素投与までは必要ないが、X線画像上で細気管支炎を起こしていることがカルテに記載されていた。

学生は、バイタルサインの測定とともに、咳や鼻汁、呼吸音の観察をするという計画を立て、朝の行動計画を指導者に説明したところ、呼吸音の聴取をなぜ行うのかを聞かれた。

学生：炎症による分泌物があることが考えられるので、副雑音を確認するために行います。

指導者：副雑音だけ観察すればいいのかな。咳と呼吸音以外に観察することはないかしらね。

学生はすぐに答えられなかったので、教科書を確認したところ、乳幼児は気管支が細いことから分泌物や炎症による気管支壁の腫脹で閉塞しやすいこと、肺胞も小さくガス交換の面積が狭いこと、胸郭が筒状であり横隔膜の上下による呼吸運動が中心で胸郭が十分に広がらず呼吸機能に予備力がないことなどがわかったため、再度指導者に説明を行った。

学生：副雑音だけでは不足していました。無気肺になる可能性もあるので、左右の呼吸音を比較して、呼吸音の減弱がないかも確認します。また、ガス交換機能が低下する可能性もあるので、SpO_2や皮膚の色を観察し、食事や活動などをするときに呼吸数が変化しないかを観察します。乳幼児は一気に重篤化する可能性もあることがわかったので、訪室するたびに、呼吸状態には気をつけるようにします。

指導者：乳幼児の呼吸の特徴を、よく学習できましたね。いろいろな方向から観察しましょう。

d　消化器系

消化器系に関しては、まず発達段階に応じた消化吸収が可能な食事の形態や必要な栄養量を理解しておく必要があります。乳児期は、胃の形態的特徴や機能の未熟性から、溢乳（いつにゅう）や吐乳（とにゅう）を起こしやすいものであるが、その他に、なんらかの機能的な異常がないかを見分けるための知識を知っておくとよいです。見分けがつきにくい場合には、苦悶様の表情の有無、前後の状況がいつもと違わないか、ほかの消化器症状の有無などから総合的に判断することになります。発達に伴う便の性状の変化や、便意の知覚の発達についても理解しておくと、排便の観察に役立てることができます。

また、脱水になりやすい乳幼児の特徴や症状も合わせて理解しておくと、発熱や下痢などの症状の継続から、脱水の危険性が高い場合の観察やケアに活用することができます。脱水に関する知識としては、発達段階ごとに必要な水分量や尿量なども把握しておくと、脱水の危険性があるときに、どの程度の水分摂取をすすめる必要があるかを判断することができます。

事例　ロタウイルス腸炎の2歳児

ロタウイルス腸炎の2歳児。この子どもが通っている保育園ではロタウイルス腸炎が1週間くらい前から流行していた。子どもは2日前から元気がなく食欲も落ちていた。入院前から下痢ぎみであったが、入院時から水様便が頻回で、嘔吐も起こしていた。

子どもの症状から、学生は脱水症状を起こす危険性があるとアセスメントした。そのため、便や腹部の観察に加えて水分摂取量も確認し、必要な場合には摂取を促すという計画を立てた。しかし、子どもは機嫌が悪く、水分摂取は難しそうであり、教員に相談した。

学生：先生、この子にどうやって水分を飲ませたらいいでしょうか。食事もあまり摂れていないし、機嫌が悪くて、水分をすすめられそうにありません。

教員：この子にはどれくらい水分が必要かしらね。一度、水分出納を計算してみてはどう？

学生は、年齢や体重から必要な水分量を計算し、輸液で補われている水分量と比較してみたところ、十分な量の輸液がされており、経口での水分摂取をそれほど促す必要はないことがわかった。そこで、脱水徴候の観察項目を充実させ、必要な状況になったときに水分を促すという計画に修正した。

e 腎・泌尿器系

乳幼児期は腎機能が未熟であるうえに、抗利尿ホルモンの分泌も未熟であるため、尿の濃縮機能も発達途上です。これらの未熟性を関連させて理解しておきましょう。また、尿意を自覚して排尿のコントロールができるようになるのは神経系の発達と関連していますが、膀胱に尿を貯める機能や、排尿の感覚や認知、排泄に関わる運動機能の発達なども関連しています。これらの知識をふまえて、発達段階ごとの排尿回数やおおよその尿量、排尿の自立の過程について理解しておくと、排尿の観察やケアに役立てることができます。

腎機能が障害されたときには、尿の性状や量、回数などの観察とともに、浮腫や高血圧、倦怠感などの全身に影響する症状も観察する必要があります。どのような機序で症状が出現するかという点も学習しておくとよいです。

事例 **ネフローゼ症候群の7歳児**

この子どもは初めての入院で、塩分制限や水分制限、安静の指示がされていた。入院後、ステロイドの治療が始まり、尿量は増えつつあるが、現在はまだ急性期で症状がみられている。

学生は、14時にバイタルサインの測定と、浮腫、倦怠感、食事や水分の摂取量の観察を行い、指導者に報告した。

学 生：体温は36.7℃、脈拍数は98回/分、呼吸数20回/分、血圧は120/75mmHgで特に問題ありませんでした。手足に圧痕はみられず浮腫はないと思ったんですが、お母さんが「目が腫れぼったい」と言われ、眼瞼に浮腫があるかもしれないと判断しました。

指導者：あら、7歳にしては、血圧は高くないかしら？　問題なしでよかった？

学生：学童期の血圧としては少し高めだなと思いましたが、昨日もその前も同じ血圧だったので、この子の場合はこれで問題ないのではと判断しました。

指導者：カルテの血圧値を見ているのは大事なことね。でも、腎臓の病気で血圧が高いってことは問題ないと判断してもよいかしらね？　ネフローゼのときには、どうして血圧が高くなるかわかる？　血圧が高い状態が続いても問題ないかな？

学生は、十分に答えられなかったため、このあとに学習することを伝えた。

指導者：でも、お母さんの言葉をきちんと浮腫に結びつけたのはよい情報収集でしたね。子どものネフローゼではまぶたなどの柔らかい部分に浮腫が出やすいから、引き続き、自分の目でも浮腫の程度を観察していきましょうね。ほかにはどうでしたか？

学生：水分制限は守っていて、食欲もあり病院食は全部食べたようです。でも、「ごはんがおいしくない、お茶ばっかりは嫌だ。ジュースが飲みたい」と言っていました。

指導者：塩分制限があるからつらいでしょうね。でも、この子は食事が治療の一つだって理解しているかしらね。

学生：あっ、そこまで考えていませんでした。子どもの嫌な気持ちばかり聞いて、病気についてどう思っているかは聞いていませんでした。

学生は、指導者とのやりとりをとおして、子どもが病気をどのように理解しているかを確かめる必要性を感じたが、まずは自分が病気の成り立ちについて詳しく知る必要があると感じ、ネフローゼの病態の学習を深めることとした。

f　免疫および体温調節機能

免疫は体液性免疫と細胞性免疫があるが、乳幼児期はどちらも未熟であり、体液性免疫では、免疫グロブリンの分泌も十分ではありません。そのため、感染を起こしやすく、さまざまな予防接種も必要とされ、計画的に行うことが推奨されています。免疫の未熟性と予防のための対策を関連づけて理解しておきましょう。

また、感染症にかかりやすい子どもの特徴から、子どもに最も起こりやすい症状として発熱があります。発熱を起こしやすい乳幼児の特徴を多面的に理解しておきましょう。また、発熱によって、随伴的に起こる症状（脱水・倦怠感・食欲不振など）に関しても、それらの症状が出現する理由を理解しておくことで、発熱時の観察やケアについて役立てることができます。

さらに、アレルギー反応は、免疫機能が過剰に働いて自己の身体に不利益を起こす状態ですが、アレルギー疾患も乳幼児期によく出会う疾患です。喘息や食物アレルギーなどの呼吸器系、消化器系のアレルギーもありますが、アトピー性皮膚炎のように皮膚に障害を起こす疾患もあります。アレルギー反応に加えて、障害を起こしている部分の機能の未熟性も併せて考える必要があります。皮膚の場合、乳幼児の皮膚の薄さや皮脂の分泌の少なさなど、皮膚の脆弱性についての知識もふまえて考えられるように学習を深めておくとよいです。

事例 アトピー性皮膚炎からブドウ球菌性熱傷様皮膚症候群になった4歳児

乳児期からアトピー性皮膚炎を指摘されていた4歳児。母親もアトピー性皮膚炎があり、皮膚ケアにも気をつけて生活していたが、汗を多量にかく季節に入り、疲れてお風呂にも入らずに寝てしまうことが数日続いたときに、発熱とともに紅斑や皮膚のびらんが、あっという間に広がり、ブドウ球菌性熱傷様皮膚症候群を発症してしまった。抗菌薬の投与とともに、毎日入浴して軟膏塗布をするという指示があったが、子どもは皮膚処置を嫌がっていた。

受けもちになった学生は、発熱や入浴による体力消耗とともに、幼児期の皮膚の特徴もふまえて、子どもの入浴が少しでも安楽にできるような方法を考えることにした。

最初は温熱刺激に敏感なため、ぬるめのお湯でさっと洗うということだけを考えていたが、教科書を確認すると、幼児期は角質層が薄く弱いことで機械的な刺激に弱いこと、皮脂の分泌も少なく乾燥しやすいこと、新陳代謝が盛んで汚れやすいこと、皮膚表面は弱酸性であることなどがわかり、炎症によってさらに皮膚の脆弱性が増していることが理解できた。そこで、刺激の弱い弱酸性の洗剤を使い、ガーゼを優しく当てるような形で洗う方法を工夫した。また、我慢が難しい子どもが炎症部分を掻いてしまわないよう、痒みを気にしないで集中できる遊びを生活に取り入れることにした。

3 運動機能の発達

運動機能の発達は、神経系の発達、骨や筋肉の発達、目と身体の協調運動の発達とも関連しますが、標準的な発達の状況を理解しておくことで、運動機能のアセスメントの参考になり、遊びや運動の計画に活用することができます。また、運動機能の遅れは、親も心配になるため、何を基準として遅れを評価するかという指標も理解しておくと、親に説明ができます。デンバー発達判定法や遠城寺式乳幼児分析的発達診断検査は、医療現場で発達スクリーニング検査として普及しており、発達状況を評価する際に参考にすることができます。ただし、スクリーニング検査であるため、この検査指標で遅れがあったとしても、すぐに発達の遅れがあると診断されるものではありません。発達遅延の診断は、複数の発達検査や経過を見て行われるものであることを理解しておき、断定的なアセスメントや説明をすることは避けましょう。

運動機能を見るときには、粗大運動と微細運動についてみますが、それぞれ、どのような運動を観察するとよいかという学習ポイントを**表2**に整理しました。それぞれの運動が、どの時期にできるようになるかを教科書等で確認しておきましょう。

表2 粗大運動と微細運動の学習ポイント

	説明	学習ポイント それぞれの獲得時期を学習	運動発達を促進する遊び
粗大運動	身体の大きな筋肉を使い、身体全体を使って行う運動 乳児が歩けるようになるまでの運動や、スポーツなどのように複数の高度な動きを目と手足を協調させて行う運動も含まれる	乳児：頭を持ち上げる、寝返り、お座り、ハイハイ、つかまり立ち、伝い歩き、立つ、一人歩き 幼児：走る、階段を昇る、ボールを蹴る、ボールを投げる、ジャンプ、片足立ち、けんけんなど	かけっこ、鬼ごっこ、遊具での遊び 体操、ボール遊び、片足立ち、バランスボールなど
微細運動	手の指を使った細かい動きを行う運動。新生児期の原始反射として行われていたものから、だんだんと意識的に自分の意思で物を握ったりするようになり、徐々に複雑な動きができるようになる	乳児：両手を合わせる、手全体で掴む、指でつまむ 幼児：つまんだ物を小さいスペースに入れる、筆記具をもって書く（なぐり書きから徐々に形のあるものが書けるようになる）、積み木を積む、食具を使う（スプーン、フォーク、箸）など	振るおもちゃ（がらがら、でんでん太鼓）、積み木、ブロック、お絵描き、塗り絵、折り紙、工作など

4 心理・社会的側面の発達

心理・社会的側面は、発達理論を活用することで理解しやすくなります。発達理論には、さまざまなものがあり、見解が統一されていないものや、文化の影響を受けるために必ずしもわが国の子どもに当てはまらないものもありますが、小児看護でよく活用されている発達理論を理解しておくことで、子どもとの関わり方のヒントを得ることができます。ただし、発達理論は、理論ごとに区分の仕方が異なり、この子はこの時期だからと当てはめて考えると、子どもによっては適切ではない場合もあります。子どもの反応をよく見て、目安として参考にしていきましょう。ここでは4つの理論の活用を**表3**で紹介します。ほかにも多くの発達理論がありますし、教育的な支援をする際には、学習理論なども参考になります。

表3 小児看護で活用される発達理論の特徴と活用方法

理論の名称と提唱者	理論の特徴	看護への活用
認知発達理論 ピアジェ	子どもの認知、つまり物の見方や理解の仕方についての発達を示した理論であり、以下の4段階がある **感覚運動位相：0～2歳頃**　身体活動を通じて感覚的知覚を結び付けて理解する **前操作位相：2～7歳頃**　他者の視点ではなく自己中心的な思考をする **具体的操作位相：7～11歳頃**　数や量の概念が理解できるようになり、物事の関係性や比較も考えられるようになる **形式的操作位相：11歳以上**　抽象的な概念を論理的に捉えて考えることができるようになる	子どもがどのように物を見ているかを理解したり、どの程度のことが理解できるかという、発達段階ごとの理解の程度を推測することができる 実際の反応と理論をふまえて、子どもの理解度をアセスメントし、ケア時の説明や方法を工夫することに役立つ
自我発達理論 （心理社会的発達理論） エリクソン	子どもが自我、つまり自分というものをどのように意識していくかということについての発達を示した理論である。8段階に分けて発達課題と心理社会的危機を対にして示し、葛藤しながら得るものを示している 小児期に当てはまる時期は、以下の5段階である。 **乳児期：誕生～1歳半**　「基本的信頼」対「基本的不信」の葛藤により「希望」を得る **幼児期初期：1～3歳**　「自立性」対「恥・疑惑」の葛藤により「意志」を得る **遊戯期：3～5歳**　「自主性」対「罪悪感」の葛藤により「目的」を得る **学童期：5～12歳**　「勤勉性」対「劣等感」の葛藤により「適格」を得る **青年期：12～18歳**　「アイデンティティ（同一性）」対「アイデンティティの拡散」の葛藤により「忠誠」を得る	それぞれの発達段階における子どもとの関わり方を考える時に、発達課題を獲得できるように考えると関わり方の方向性を見出すことができる 例えば、乳児期には、基本的な信頼を得られるように、親が適切にニーズを読み取って対応することで、子どもが安心できるように親を支援する。幼児期初期では、自分がやってみたいと思ったことは、チャレンジできるように工夫し、できたことをほめて自立心を育てるなどが考えられる

（表3つづき）

理論の名称と提唱者	理論の特徴	看護への活用
アタッチメント理論（愛着理論） ボウルビィ	子どもが、親との間に情緒的な結びつき（愛着）をもって、接近しようとする行動の発達を示した理論であり、以下の4段階がある **第1段階　人物を特定しない反応：生後8～12週** 誰に対しても注視したり、笑ったり泣いたりする **第2段階　特定の人への反応：生後12週～6か月頃** 愛着のある人を見分けて、親密な反応をする **第3段階　特定の人への接近の維持：生後6か月～2歳頃** 愛着のある人に接近し、見知らぬ人を警戒する。探索活動をしても、愛着のある人を拠り所とする **第4段階　目的修正的な協調性の形成：3歳頃～** 愛着関係が形成されていれば、母親が不在の場合でも落ち着いて過ごすことができる。母の表情や行動から、目的や意図を読み取り、協調するための行動ができるようになる	子どもと親との愛着の発達段階を知ることで、子どもが親と離れた時に、どのような反応をするか、また子どもの反応の意味を推測する際の参考になる 乳幼児の安定した親子関係への支援を考える際に愛着の段階に応じて、どのような方向性で支援方法を考えるとよいかというヒントになる
情動発達モデル （自己発達理論） ルイス	情緒の発達には古典的にはブリッジェスの情緒の分化図式が知られている。その後、もっと早い段階から感情は分化しているという理論が発表されており、ルイスは自己発達理論の中で、以下のような情動発達があることを示している[1)] **原始的情動（基本的情動）** 生後3か月まで：「喜び」「悲しみ」「嫌悪」「興味」 生後4～6か月頃：「怒り」少し遅れて「恐れ」「驚き」 **自己意識的情動（意識や客観的自己意識が獲得されることから、他者と比較して生まれる感情）** 生後1年半頃から：「てれ」「羨望」「共感」 **自己意識的評価情動（より客観的な自己意識の発達により、自分の行動を評価することから生まれる感情）** 2～3歳頃から：「驕り」「誇り」「恥」「罪」	子どもの情緒表現の裏にはどんな感情が隠されているかを推測することができる 他者との関係性を意識することができるようになるとさまざまな感情を持つようになることを理解した上で、子どもの気持ちに配慮した関わり方を考える際に、ヒントになる

事例 気管支喘息の8歳児：発達理論を活用して考えてみよう

8歳の男児（小学2年生）は、4歳頃に気管支喘息を発症し、毎日予防薬を飲んでいた。最近は発作もなく落ち着いてきていたが、呼吸器感染をきっかけにして、喘息発作が出現し入院することとなった。子どもはゲームに夢中になっており、入院してからもほとんど終日ゲームをやっている。母親に家での様子を聞くと、最近は家に帰るとすぐにゲーム機を取り出し、手洗いを先にするようにと言っても面倒くさいと嫌がったり、適当にすませることが多いということだった。また、吸入も寝そべって行ったり、薬を飲むことを促してもあとでと言ったり、なかなか言うことを聞かず、母親も困っている様子があった。入院後も、多少の発作があっても気に留めていない様子で、少し喘鳴が聞かれても「大丈夫」と言って、ゲームをしていることが多い状況である。

この子どもへの関わり方について、2つの発達理論を使って考えてみましょう。

ピアジェ（Piaget J）の認知発達理論

8歳は具体的操作位相です。具体的に理解できる形で示されたら、子どもなりに病気の理解や治療の必要性を理解できる発達段階です。子どもはどの程度病気の理解をしているでしょうか。吸入や感染予防行動の適切な方法についても、正しい方法をきちんと理解できているでしょうか。発作を起こさないようにする重要性を理解できているでしょうか。子どもの疾患や治療の理解度を確認したうえで、きちんと説明することが必要だと考えられます。

エリクソン（Erikson EH）の自我発達理論

8歳は学童期であり、勤勉性を獲得し、劣等感を克服していく段階です。意味のある活動を成し遂げることで有能感をもつことができますし、人よりも劣るという経験をすると劣等感をもち、意欲をなくしてしまう可能性もあります。自分はできる人だという自信をもてるように働きかけることが重要だと考えられます。この子どもは注意されたり、叱られたりすることが多いようなので、自分から少し難しいことに取り組んで自信をもてるように働きかけると、意欲がわくかもしれません。病気の理解についてクイズを出したり、正しい手洗い方法や効果的な吸入ができたときに、きちんと成果を認めるなどの計画もよいかもしれません。

5 基本的生活習慣の獲得

基本的生活習慣は、身体機能と運動機能、心理・社会的な機能が関連して発達することで、獲得がすすみます。最初は少しずつ状況に慣れ大人の模倣を始め、徐々に行動ができるようになっていきます。しかし、行動を獲得したら終わりではなく、行動の意味を理解して自主的に行動ができるようになるまで支援が必要です。

各生活習慣の発達が、どのように進んでいくのか、どのような働きかけをすることで獲得が促進されるのかを理解しておくことで、日常生活援助の計画に役立てることができます（**表4**）。

表4 基本的生活習慣の学習ポイントと活用方法

項目	学習ポイント	活用できる看護場面の例
食事	・離乳食への移行の時期や留意点（口腔の運動機能の発達と食形態との関連） ・食具が使えるようになる時期（食具の持ち方や種類の変化） ・食事のマナーを覚える時期と教え方 ・バランスのよい食事の大切さを意識できるようになる時期と教え方	・子どもの発達に合わせた食事の提供 ・必要な栄養をとるための支援 ・子どもの自分で食べたいという気持ちを尊重し、楽しい食事場面を作る ・食事のマナーや食育を考えた働きかけ
排泄	・尿意や便意を伝えることができるようになる時期 ・トイレットトレーニングの時期や方法 ・排尿や排便を短時間我慢し、コントロールができるようになる時期と働きかけ方 ・排泄の後始末が自分でできるようなる時期と教え方	・排泄行動の自立を促す時期や働きかけ方 ・子育てに慣れていない親に、適切な方法を提示する
睡眠	・年齢ごとに必要とする睡眠時間の目安 ・午睡を必要とする時期や回数 ・睡眠が不足することによる子どもへの影響 ・睡眠を促すための方法 ・子どもの睡眠を阻害する環境要因	・睡眠時間の過不足のアセスメント ・1日のケアのスケジュールの立案 ・規則正しい生活リズムの支援

(表4つづき)

項目	学習ポイント	活用できる看護場面の例
衣服の着脱	・着替えに協力できる時期と教え方(手や足を動かす指示に従える時期) ・衣服の着脱ができるようになる順序と子どもが着脱しやすい方法の工夫 ・帽子や靴下、靴などが着脱できるようになる時期と教え方	・着脱の自立の程度と病状に合わせた支援方法の検討
清潔行動	・手や顔を洗えるようになる時期 ・歯磨きが必要になる時期と自分でできるようになる時期や教え方 ・入浴した際に、身体を洗えるようになる時期や教え方、洗髪ができるようになる時期と水を嫌がる子どもへの工夫 (子どもの皮膚の特徴と適切な洗い方) ・清潔にすることの必要性を理解できるようになる時期や教え方	・子どもの自立の程度に合わせた清拭や入浴方法の検討 ・子どもの皮膚の状況に応じた清潔ケア方法の検討 ・感染予防など健康管理をしていく上で必要な行動を、意味をふまえて子どもに説明する

❷ 家族の理解や関わり方についての学習

家族は、子どもの病気によって大きな影響を受けます。家族員はお互いに影響し合っているため、家族の誰かの不調が、病気の子どもにも影響するという悪循環に陥ることもあります。家族も看護の対象としてケアしていくためには、家族についての理解を深めることが必要です。ここでは、家族を全体的に捉えて理解するために、よく使われる理論とその活用方法を説明します(**表5**)。

表5 家族を理解するための主な理論の学習ポイントと活用方法

家族の理論	理論の学習ポイント	活用方法
家族発達理論	個人にも発達段階があるが、家族にも発達段階があり、それぞれの段階には発達課題があるということを示した理論。子どものいる家族の場合、どのような段階があり、どのような発達課題があるかを理解しておくとよい	家族がどの発達段階にいるかを査定することで、家族の抱えやすい課題を予測することができる。将来的な家族の課題を予測し、今何を働きかけるとよいかという方向性を見出すことにも役立つ
家族システム理論	家族全体を一つのまとまりをもった相互に作用しあうシステムとして捉える理論。家族システムの中には、夫婦サブシステム、親子サブシステムなどがあり、システム全体として、複数の特徴がある。家族システムの考え方や特徴を理解しておくとよい	一人一人の家族員をアセスメントすることも重要であるが、夫婦、親子、きょうだいなどのそれぞれの関係性などをもとに、一人の入院が家族全体へどのような影響を与えるかということを考える時に参考になる
家族ストレス対処理論	家族全体にストレスを与えるような出来事が起こった時に、家族がどのような影響を受け、どのように対処していくのかを段階的に示した理論。家族のストレス源の蓄積と問題解決のための資源が、どのように影響するかを理解しておくとよい	家族にとって、何がストレス源になっているか、それは家族にどのような影響を及ぼしているかを考える時に参考になる。また、家族が問題解決をするための資源を考える時に、家族の強みを評価して家族内の資源を見出すことができたり、社会的資源の利用が、その家族にどのような効果をもたらすかを説明する際に活用することができる

事例 突然の交通事故で入院した小学6年生

交通事故で大腿骨骨折をした小学6年生。この子どもは地域の野球チームに入っており、小学生最後の試合に向けて頑張って練習していたが、けがで出場ができなくなり、本人はショックを受けていた。また、父親は単身赴任で遠方に住んでおり、母親はフルタイムの仕事があるうえに、4歳の双子の弟たちの面倒もみないといけないということで、祖母が入院に付き添っていた。同居の祖母は足が悪く、この子のけがを不憫に思うものの病院に通う負担も大きく、学生にまで愚痴をこぼすことが多い状況であった。しかし、子どもは漫画を読んだりしていて話には入ってこず、学生も何と答えていいのかわからなかった。

「突然の交通事故で入院した小学6年生」の子どもを担当した学生は、家族システム理論を参考にして家族のアセスメントをすることにしました。その下位となる家族員のサブシステム間の関係性を考えるためにジェノグラム（家系図、**図1**）を書いて、そこに面会に来ているときの様子や、看護師から聞いた家族の仲のよさや気持ちを書き入れました。

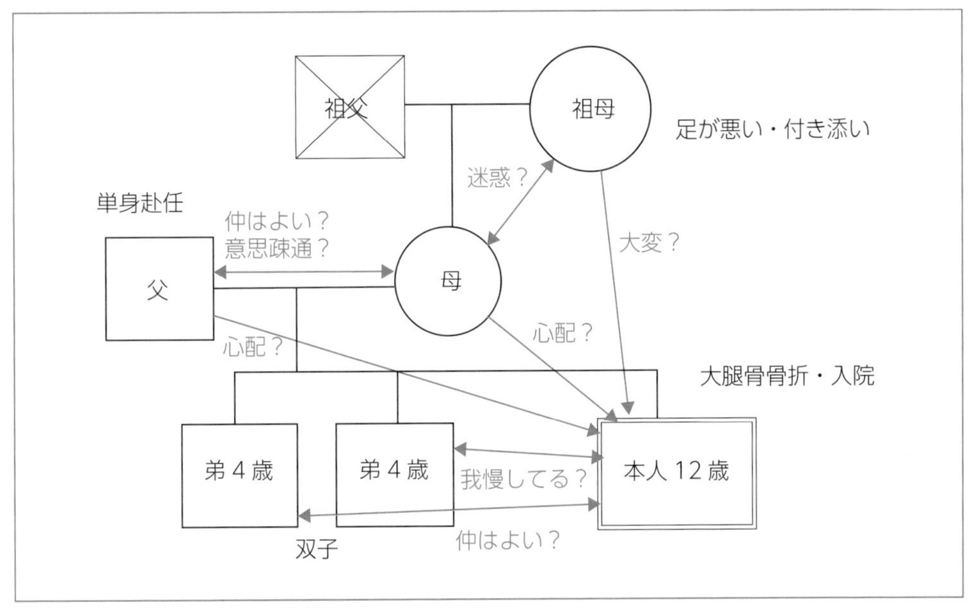

図1 小学6年生の家族のジェノグラム

夫婦の関係：単身赴任で距離があり、お互いに何を感じているかを把握しにくい状況にあるかもしれません。

親子関係：けがによる子どものショックを、両親がどのように考えているかはわかりません。

きょうだい間の関係：この関係は情報がないのでわかりませんが、きょうだいのために親が来られないことをこの子は理解していても、寂しさを我慢しているかもしれません。

祖母と子ども家族の関係：入院した子どもに付き添うために病院に通う自分の足への負担を嘆いていますが、息子夫婦の生活を助けるためになんとかしてあげたいという気持ちはもっているようです。ただし、祖母に負担がかかっていることを親がどのように考えているかはわかりません。

さらに、家族のことをアセスメントするための情報を自分なりに3つの視点で整理してみました（**表6**）。

表6　家族をアセスメントするために必要な情報の整理の例

項目	今ある情報	アセスメント	今後、必要と思う情報
家族構成と家族の状況	父親は単身赴任 母親はフルタイムで仕事 4歳の双子の弟がいる 祖母は同居で足が悪く、病院に通うことが負担という発言がある	学童期と幼児期の子どもをもつ家族であり、子どもが健やかに育っていけるようにしていく段階であるが、父親は単身赴任、母親もフルタイムの仕事で、遠距離のためにお互いの状況を把握しにくい状況にある可能性もある。祖母も子育ての役割を分担している	父方の祖父母の状況 ・近隣にいるか？ ・支援を受けられるか？ 両親はどのように連絡を取り合っているか
家族の関係	夫婦関係が悪いという情報はない 祖母と両親、子ども達との関係についても、お互いに不満を述べている様子はない 祖母はふだんは洗濯や掃除を引き受けてやっている	家族同士の関係性は良好であるが、お互いがどの程度気持ちを理解しあっているかはわからない 子どもの入院により、家族内の役割や関係が多少なりとも変化している可能性がある。祖母はふだんから家族の生活を助けているが、祖母ができなくなった家事は、母親が行う必要がある	・両親は子どもの辛い気持ちを理解してくれているか ・祖母は自分が子どもの面倒を見ることをどのように思っているか ・子どもは両親や祖父母、きょうだいのことをどのように思っているか ・きょうだいの生活は子どもが入院したことで、影響を受けているか ・祖母がやっていた洗濯や掃除は誰がやっているのか
家族の対処方法	両親は仕事がある上に、母は4歳の双子の面倒もみなければいけないので、入院中の子どもの面倒は祖母に任せている	共働きの両親のできない部分を祖母が補うことで、家族は対処できていると考えられる。祖母の役割は大きいと思われるが、祖母が対処できる範囲であるかどうかを随時アセスメントしていく必要がある	・ふだんは、祖母はどの程度子どもたちの面倒をみているのか ・祖母の負担について、両親はどのように考えているのか

学生は、必要と考えた情報について、祖母や子どもに聞くことにしました。少しずつ情報収集をする中で、子どもも祖母も家族の生活のために、いろいろなことを我慢しながら、自分の気持ちを整理しようとしていることがわかりました。

家族の話を聞く中で、祖母は愚痴よりも、子どもの野球での活躍や、父親も野球が好きで学生時代に頑張っていたことなどを話してくれるようになり、気持ちも穏やかになってきたようでした。祖母が野球について話し出すと、子どもも一緒に話をするようになり、中学に入っても野球を頑張りたいと思っていて、両親も応援してくれているという状況を聞くことができました。

③ 小児看護技術の自主練習

実習で行う可能性のある看護技術を練習しておくことも大切です。自主的に練習できる機会を設けている看護師養成校が多いものですが、自分から積極的に練習用物品等の貸し出しを依頼してみるのもよいでしょう。練習は、ただ繰り返し行うのではなく、状況をイメージして、考えながら行うことが効果的です。

1 授業で行った技術を基本的な原則に沿って練習

技術は、根拠をふまえて行うことがまず大切です。どんな技術であっても、原理原則として根拠に沿った技術の考え方を理解したうえで、子どもの特徴を踏まえて工夫しなければならない点を考えておくことが必要です。考え方を理解したうえで、手技に慣れておくと焦らずに行うことができます。

血圧測定を例にして、基本的な方法として留意しておくべきことと、子どもの特徴に合わせて考えておくべき留意事項を**表7**に記載しました。どんな技術においても、どの部分が基本の方法と同じなのか、どの部分はアレンジするとよいのかを理解しておくと、実際の場面でも状況に合わせた応用技術として行うことができます。

表7 血圧測定を行う場合の基本的な留意事項と子どもの場合の留意事項の違い

	基本的な血圧測定の留意事項	子どもの特徴に合わせた留意事項
適切な道具の準備	**・適切なマンシェットを準備する** 腕の3分の2を覆う幅のものを選択する。上腕動脈に均等の圧を掛ける必要があるが、幅が広すぎると血圧は低くなり、幅が狭いと血圧は高くなる場合がある	**・適切なマンシェットを準備する** 基本的な考え方は同じ。ただし、子どもの場合、実際に当ててみないとわからないこともあるため、初回は腕の太さを予測して2種類くらい準備しておくとよい場合もある
	・適切な聴診器を準備する 成人用の膜型の聴診器を準備する	**・適切な聴診器を準備する** 聴診器を置くことができる幅を考えて、幼児用や新生児用の聴診器を準備する
	・血圧計の動作を確認する 0点の位置の確認を行い、マンシェットを圧迫した状態で加圧・減圧ができるかを確認しておく	**・血圧計の動作を確認する** 基本的に同じ。マンシェットの使用頻度が低い場合、ゴム嚢の破損や癒着が起こることがあるため、不備がないかを確認する
測定前の準備	**・血圧測定ができる状況かを確認する** 食事直後や排泄の有無など測定に影響する因子がないかを確認し、必要時はしばらく安静な状態を保った上で、測定を行う 血圧測定の必要性が理解されているかを確認する 腕を圧迫せず測定できる衣服の状況かを確認する 測定に適した体位の準備として、マンシェットを巻いた時に、心臓と同じ高さの位置で測定できるように体位を整えておく	**・血圧測定ができる状況かを確認する** 安静な状態での測定が望ましいが、子どもの場合は難しいことが多い。測定をした状況を一緒に記載しておいて、アセスメントする 測定の必要性を理解することが難しい幼児の場合は、何をするかを具体的に説明したり、気を紛らわせたり遊びを取り入れるなど苦痛なく測定できる工夫をする 衣服の状況や体位を整えることは同じ
実際の測定	**・上腕動脈がマンシェットの中央に位置するように巻く** 測定前に、上腕動脈を蝕知し確認した上で、圧が均等に上腕動脈にかかるように、ゴム嚢の中央が上腕動脈に当たるように注意して巻く	**・上腕動脈がマンシェットの中央に位置するように巻く** 子どもの場合、時間をかけて上腕動脈を探していると不機嫌になってしまうこともある。幼少児の場合は腕も細いため解剖学的な位置を想定して巻く。ただし、成人とはマンシェットの形が異なるため、カバーの上からゴム嚢の中央を確認して巻くようにする

（表7つづき）

	基本的な血圧測定の留意事項	子どもの特徴に合わせた留意事項
	・マンシェットは肘から2～3cmの位置で指が2本程度入る強さで巻く 聴診器に雑音が入らないように、肘からの距離を開けて、聴診器を置く場所を確保する。巻き方が緩すぎると、ゴム嚢が外に膨らみすぎて、上腕を加圧する面積が減るため、適切な加圧ができず、血圧が高くなる場合がある	**・マンシェットは聴診器を置くことができるスペースを確保し、指が2本程度入る強さで巻く** 基本的に同じ考え方ではあるが、子どもの場合、2～3cmの位置を確保することが難しい場合もあり、乳幼児用の聴診器を置く場所を確保できる位置に巻く
	・正確な測定値を得られる方法で行う 触診法で概ねの血圧値を把握してから、聴診法で測定する。もしくは日常的な測定値を把握して、それよりも20mmHg程度余分に加圧する 血圧値が高い場合やいつもと大幅に異なる場合には、深呼吸などを促し、再度測定する	**・正確な測定値を得られる方法で行う** 乳幼児の場合、集中力も短く、加圧の不快感を嫌がる場合もあるため、できるだけ1度の加圧で測定できるようにする。年齢に即した基準値を把握しておき、それよりも20mmHg程度余分に加圧する。再度測定する場合には、時間を空けて測定することが望ましい
測定後	**・必要に応じて説明をする** 疾患の状態や心理的な影響に配慮しながら、必要に応じて、測定値やアセスメントについて説明を行う	**・必要や理解度に応じて、子どももしくは親に説明する** 子どもが理解できる場合には、理解度に応じて測定値やアセスメントについて説明する。親が付き添っている場合には、親の心理的な影響に配慮しながら説明する。子どもが理解できない場合でも、頑張って測定したことをほめたり、協力してくれたことに感謝をして、次の測定を嫌がらないように工夫をする

2　子どもの反応に合わせて、どんな工夫ができるかを考えて練習

子どもの場合、成長発達によって反応が異なるため、臨機応変に対応を変えて技術を工夫していくことが必要になります。いろいろな状況を想定し、場面設定をして練習をしておくと、状況が変化した場合にも、これまで考えてきた工夫を思い浮かべることができます。

練習する場合に、こんな状況設定をしてはどうかという例を事例で示しました。子

どもにはさまざまな反応があることを想定して、たくさんの方法を考えておくと、状況に合わせて選択することができます。

事例 **入院したばかりの2歳児**

急性期疾患で入院したばかりの2歳児。見知らぬ人を見ると泣いてしまう場合、どんなふうに工夫をしますか

【場面1】訪室したときから泣いている場合はどうするか

例えば：好きなおもちゃを持っていってみる、お母さんに協力してもらう、機嫌がよくなるまで待って再度訪室する

【場面2】途中で嫌がって泣き出した場合にはどうするか

例えば：簡単にできる方法に切り替える、優先順位の高いものだけに絞る、気分転換をしてみる、指導者さんの力を借りる

【場面3】遊んでいたら嫌がらなくなったけれども、今度は遊びに夢中になって、イヤイヤという場合にはどうするか

例えば：時間をおいて再訪室する、遊びながらやってみる

一緒に遊んで安心感をもってもらってからやってみる

【文献】

1）川上清文：ルイスの自己発達理論．子育て研究，6：3-8，2016．

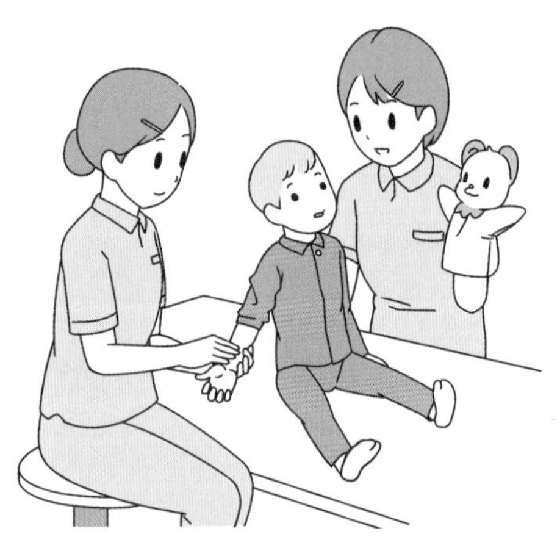

第3章

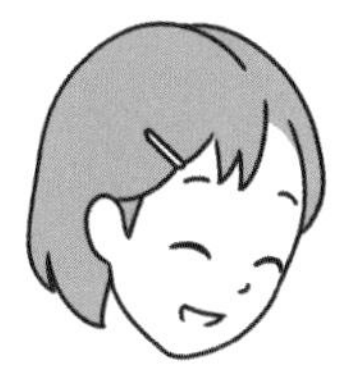

病院で小児看護を学ぶ

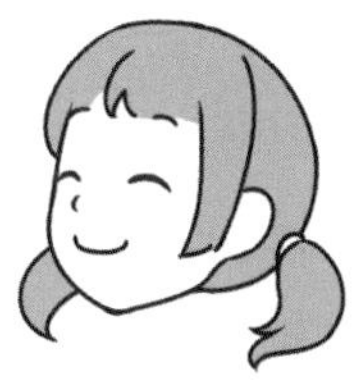

子どもに対して実際に看護を展開する場面では、これまでに学習した知識・技術を統合し、対象となる子どもに適したケアを行う過程を学びます。この学びは、机上の知識がより実践的な知識へと変化する思考の深まりといえます。ケアの場面でよく聞く「なるほど、こういうことか」「なぜこうするのかわかった」という学生の言葉は、実感を伴った理解といえます。しかし、学びの過程では戸惑うこともあるでしょう。事前学習やオリエンテーションで十分な準備をしたとしても、実際には自分が想定していなかった事象に出合うのです。そんなとき、これまでの学習を上手く活かして実践する力を高められるよう、よくある学生の困りごとを取り上げて、知識の活用と対処の方向性を示しました。

1 看護を実践する

① コミュニケーションが難しそうな子どもを受けもったとき

実習では、どんな子どもを受けもつのかが最大の関心事だと思います。小児看護学実習と聞くとどのような子どもを思い浮かべるでしょうか。年齢は幅広く発達段階も大きく異なるため、コミュニケーションのとり方に戸惑う学生も多いのではないでしょうか。

1 しゃべれない赤ちゃんにどう関わればいいの？

入院している子どもは乳児が占める割合が高いため、実習で受けもつ機会は多いと思います。しかし、学生の頭に真っ先に浮かぶのは、どうやって関わればよいだろうという不安かもしれません。実習初日の挨拶に伺ったとき、学生の顔を見ていきなり泣かれると、コミュニケーションをとる自信をなくすこともあります。

乳児の発達は月齢によって変わります。人見知りが始まる時期であれば、見知らぬ人が近づいて泣くのは当然でしょう。最初は少し声をかけて、いったん退室してもかまいません。家族が付き添っていれば、家族と話している場面を乳児に見てもらい、少しずつ乳児に話しかけて距離を縮めていくとよいでしょう。午睡や授乳の生活リズムを把握しておくことも大切です。機嫌のよいときに接していき、まずは子どもに安心感をもってもらうように働きかけましょう。症状が落ち着いていれば家族や看護師から情報を得て、子どもが好む遊びを家族と一緒に行ってみるのもよいでしょう。

乳児に話しかけるときに、もう一つ留意してほしいのは声のトーンです。元気なときは、明るく高めのトーンで興味を引くように話しかけますが、体調がよくないときは耳障りに聞こえるかもしれません。入院中の乳児にはゆっくり視線を合わせて話すとよいでしょう。落ち着いたトーンで動作もゆっくりのほうが安心するようです。そして、ケアをする前に「お熱測ろうね」「身体を拭こうね」など、ひと声かけてから身体に触れるようにすると、子どもも安心します。

2 思春期の子どもに話しかけてもそっけない

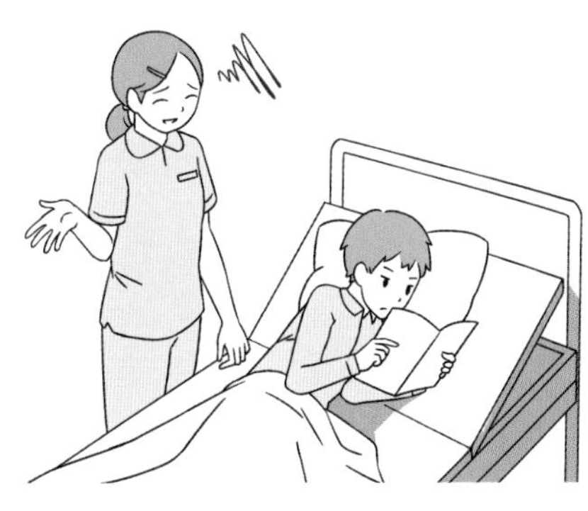

小学校高学年以降になると思考能力が発達し、意思の疎通に困ることはほとんどありません。しかし、学生とすぐに打ち解けてコミュニケーションがとれる場合もあれば、うまくいかない場合もあります。思春期は、友人関係を拡大し社会性を培う時期ですが、思春期の子どもが誰とでも親しく話せるわけではありません。学校生活が生活の主体となるため、家族や学校の担任以外の大人と話す機会が少ないのと、初対面で親しく話すことに照れくささを感じやすいこともあるでしょう。そっけない返事や態度はけっして学生を嫌っているわけではありません。子どもも学生に対してどう接してよいか戸惑っているのかもしれません。

子どもへの接し方の基本はわかりやすさを心がけますが、思春期の場合、ゆっくりていねいに話しかけると子ども扱いされているように感じる場合もあります。子どもの自尊心を守りながら親しくコミュニケーションをとる姿勢が大切です。

子どもとのコミュニケーションといっても、適切な話題を思いつかないかもしれません。家族や学校生活は身近な話題ですが、入退院を繰り返している子どもの中には、触れてほしくない場合もあります。まずは自己紹介をし、緊張をほぐしながら学生が安心できる存在だということを知ってもらうことから始めましょう。

column すぐに打ち解けてくれないのは当たり前

子どもと接するとき、すぐに打ち解けてくれないことはわかっているが、対面したときに好意的でない反応をされると焦ってしまう。まずは今の子どもの状況に目を向け、その反応は発達段階からくるものなのか、病状を示すものなのかを考えてみよう。「好意的でない反応」のメッセージの意味を読み解いて、子どものニーズを満たすことが信頼関係につながっていく。

❷ 子どもの反応の解釈に困る

1 何を言っても「イヤ」と言われる幼児期

語彙（ごい）の少ない幼児期の子どもは、学生の話しかけやケアの促しに対して「イヤ」という言葉をよく発します。子どもに説明しようとしてもなかなか応じてくれません。ケア以外の遊びの誘いに対しても「イヤ」と言われることがあります。

幼児期にはさまざまな気持ちを「イヤ」という言葉で表現している場合があります。その表現の中にはケアそのものを受けたくないという気持ち、今はやりたくない気持ち、母親が一緒でないと不安などがあるかもしれません。

「イヤ」イコール拒否と捉える前に、子どもの状況から考えられることを推測してみましょう。推測が難しい場合には、子どもや親に何が嫌なのかを聞いてみましょう。

自分の気持ちがもう少し表現できるようになると、「今、遊んでいるからイヤ」や「お母さんの面会のときにやりたい」など、意思表示が明確になるでしょう。また、幼児にとって食事・排泄・入浴などはたいてい親と一緒に行います。日常生活の動作ができるようになっても、他者からの問いかけに対する応答や判断はハードルが高いのです。そのため、最初は親や親しんだ看護師とともにケアや遊びをすると抵抗が少ないようです。

説得しようとすると余計にうまくいかないこともあるので、子どもの反応をよく観察し、待てるときは時間をおくのもよいでしょう。

2 本心を言うとは限らない思春期

思春期の子どもは、理解力や思考力が発達する反面、自分の気持ちをありのまま表現しないこともあります。親と離れて寂しい気持ちがあっても「全然大丈夫」「ふつう」等と気持ちと裏腹な返答をすることがあります。そのとき、子どもの真意にどうやって気づけばいいのでしょうか。言葉だけでなく、入院期間や面会頻度、入院後の人との交流の変化等、情報を統合したときに「もしかすると我慢しているかもしれない」と気づくかもしれません。また、大人よりも友人との関係を重要視するという対人関係の特徴や、自意識過剰になりがちな思春期の心理的特徴が関係していることもあります。

このような思春期の心理が子どもの言動や態度に影響する可能性を知っておき、子どもが発した言葉をそのまま受け取ってよいか、違う気持ちがあるのではないか、慎重に考えるようにしましょう。そっけない態度を示しても子どもは学生や看護師の対応をよく観察しています。誠実な態度で子どものことを気にかけている気持ちを伝えるようにしましょう。

③ 泣き・不機嫌な子どもへの関わり

子どもは、痛い・苦しい・怖い・空腹・びっくり等あらゆる不快感情を泣いて表現することが多いです。子どもが泣くのは知っていても、自分を見て泣かれたり、自分が泣く子どもに対応する立場になると、どうしてよいかわからないことがあるでしょう。

1 処置で大泣きしている子どもに近づけない

強い苦痛を伴う処置の見学をする場合、子どもが大泣きし、暴れる様子にどうすればよいかわからなくなることがあるかもしれません。処置を受ける子どもに対してていねいな説明や心の準備ができるように働きかけても、発達段階によって、苦痛を我慢できない場合もあります。

処置室で子どもの処置が行われる場合は、学生の立ち位置を指示してもらいましょう。そして、可能であれば子どもの表情が見える位置で観察しましょう。子どもに声をかけるかどうか迷うこともあると思います。判断が難しい場合は指導者に確認するとよいでしょう。

また、処置に際してはプレパレーションが用いられることがあると思います。しかし、納得していても苦痛は嫌なものです。泣いていても頑張っている子どもをあるがままに受け入れ、ねぎらいや共感の言葉をかけてあげましょう。

医療の現場では、子どもが泣き叫んだり、暴れている場面に立ち会う機会があります。学生にとっては、苦しむ子どもを見るのがつらいと思うかもしれません。苦痛の最中にいる子どもの反応をあらかじめ想定しておくと、関わり方を考えるゆとりができるでしょう。

2 理由のわからない泣きや不機嫌に戸惑う

入院中の子どもには、苦痛をもたらす強い処置があるわけでもないのに、ぐずったりと不機嫌な様子を見せるときがあります。子どもの「不機嫌」にはさまざまな要素があります。

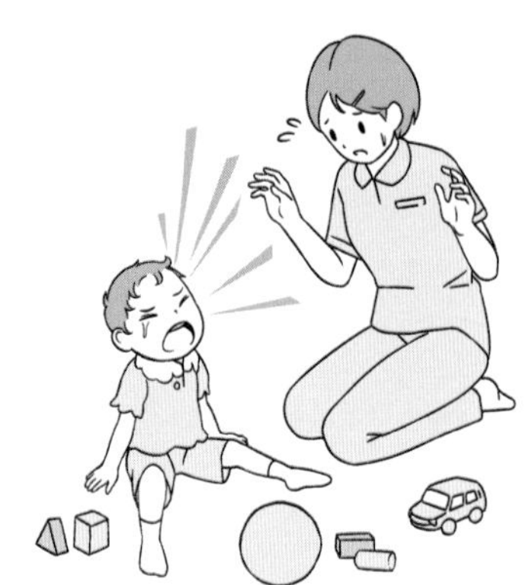

まずは、体調面でのアセスメントを行いましょう。病状から考えられる症状はどうか、治療の副作用は考えられるかなどです。年齢の小さい子どもが訴えにくい「だるさ」「熱感」「嘔気」「違和感」などは、言葉で伝えることはもちろん、これまでこうした症状を体験したことがなければ、誰かに訴えることすら考えつかないでしょう。そのため、小児看護では病態や治療の状況をふまえたフィジカルアセスメントが重要です。

生理的側面からのアセスメントも必要です。たとえば、睡眠は年齢や病状によって影響されます。午睡が必要な子どもが眠くて泣いたりすることはよくあります。下痢や嘔吐で眠れなかった翌日は睡眠不足で機嫌が悪いこともあります。食事制限で満たされない思いをしている場合もあるでしょう。

子どもの情報であるバイタルサインや検査データ、治療状況と子どもが表出しているサインを総合して考えてみましょう。

④ 子どもへの具体的な対応方法を考える

1 昨日喜んでくれた遊びなのに、今日は喜んでくれない

入院している子どもにとって、遊びは楽しみな時間です。実習においても遊びの計画を立てる機会は多いと思います。発達段階や本人の好み等を計画に入れて実践しますが、一度喜んでくれた遊びを翌日実施したら喜んでくれなかったり、断わられることもあります。

発達段階にもよりますが、子どもの好きな遊びは一つとは限りません。また、子どもがリクエストしたにも関わらず、気分がのらないこともあるのです。その場の状況や体調に影響されることもあります。

子どもの遊びに関する情報収集では、本人や家族から好きな遊びをいくつか聞いておくとよいでしょう。別の遊びに切り替えると興味を示してくれる場合があります。子どもと遊ぶためのツールを複数用意しておきましょう。こうした準備は、子どもの気分の変化だけでなく体調の変化にも応用できます。強力な治療の副作用によって、

昨日と今日の体調がまるで違うこともあります。動的・静的な遊びも考えておきましょう。目を開けているのが精一杯の状況では、好きなDVDを眺めているのもその子にとっての遊びとなります。

2 遊びの切り上げかたが難しい

遊びがうまくいくと、子どもは遊びに没頭します。遊びの提供は、ふだんと違う子どもの表情や楽しんでいる姿を見られるよい機会となります。しかし、学生が実習で遊びを行う場合、学生のスケジュールと子どもの遊びたい気持ちがうまく折り合えないことがあります。学生は次の予定があるのに遊びを続けたい子どもが学生を離してくれないという場面を時々見かけます。

子どもへの対応で気をつけることは、学生から誘ったにも関わらず勝手に遊びを切り上げられたと感じさせることです。次の予定があらかじめわかっている場合は、導入や遊びにかける時間を計画するとともに、「今日は〇〇までやろう」といった区切りを提示すると子どもにとっても見通しがつきやすくなります。

時間になったからといって強制的に遊びを切り上げる方法は、子どもの都合ではないため不満が残ります。「楽しかった」「またやりたい」という気持ちで終われるようにしましょう。また、学生が離れても一人でできる遊びに切り替える方法もあります。

3 その場しのぎの約束を守らず、子どもが怒った

処置見学やカンファレンスへの参加等で、学生が子どもから離れるときがあります。そういうときに、「終わったら遊んでよ」と子どもに声をかけられたらあなたはどうしますか。

実際にあった例では、学生は「わかった。終わったら遊ぼうね」と答えてカンファレンスに参加しました。いつもは30分程度で終わるのですが、その日はカンファレンスが長引いたため、実習終了時間となりました。そのため、学生は子どもに挨拶して帰ろうとしました。すると子どもは「約束してたのに」と泣き出してしまい、学生が困ってしまうという出来事があり

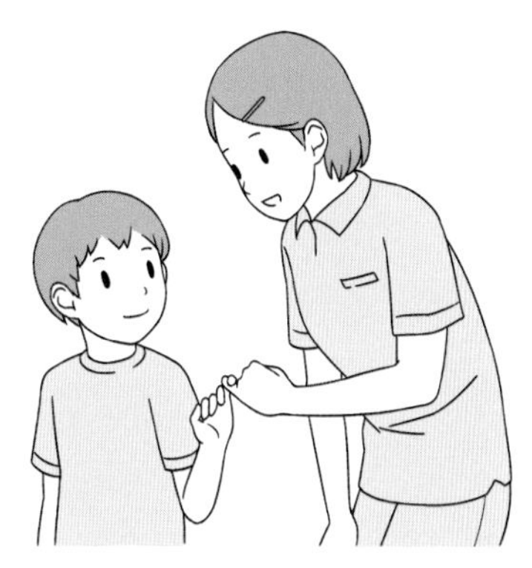

ました。

この事例は、約束をするという行為が、子どもにとって重みのあるものだという学びを得る機会になりました。学生は約束を破るつもりはありませんでしたが、自分が来るのを待ち続けていた子どもの様子を見て、はっと気づいたようでした。

子どもと約束をする場合には、本当に約束が守れるかどうかを考えてから約束をしましょう。また、あいまいな形ではなく、いつ・何ができるかを明確にして約束をしましょう。

4 つい子どもの機嫌をうかがってしまう

実習では子どもとの信頼関係を築くことが必要です。互いに信頼し合う関係づくりには本来時間がかかるものです。短い実習期間において、学生はさまざまな努力をしていると思います。そうしたなか、学生が戸惑うのが子どもへの注意の仕方です。

いくつか場面をあげてみましょう。

① 検温の場面で、「あとで」と断られて待ったけど、時間をおいて促しても子どもは遊びに夢中。学生の立場で子どもの遊びを中断させてよいのか迷い、いつも時間がかかってしまう。

② 病棟内を毎日10周歩くリハビリテーションが必要な子ども。お話ししているときは笑顔だが、リハビリテーションを促そうとすると、話を逸らしたり不機嫌になってしまう。そのため、つい子どもが喜ぶ話ばかりで過ごしてしまう。

このような場面はよくあるのですが、学生にとっては実際に経験するまでは事前準備が難しい対応だと思います。学生が判断に困るのは、受けもった子どもの機嫌を損ねることで、実習中の関係性を築けなくなるのではないかということではないでしょうか。

発達段階にもよりますが、子どもは、自分がやりたくないことでも必要なことはやらねばならないという認識を獲得する途上にいます。まだ自分の気持ちを上手に切り替えられないこともあります。思いどおりにならないときは乱暴な言葉をかけてくるかもしれません。そうした子どもの態度に圧倒されると、回復を助けるためのケアであっても、子どものペースに巻き込まれて後回しになりがちです。発達上の特性をふまえつつ、どうすれば無理なくケアができるのか知恵を絞る必要があります。

子どものスケジュールにケアを組み込めるように、子どもと一緒に考えるのも一つの方法です。また、「ここまでできたら、これをしようね」というように、小さな達成感を味わってもらう工夫も考えてみましょう。

⑤ 子どもの症状の見方とケアの実施

子どもの体調に合わせたケアとはなんでしょうか。学生からは「機嫌よく遊んでいるのを見ると、症状があるかどうか判断できない」「ケアの手順はわかるけれど進め方がわからない」という声をよく聞きます。では、どうすればよいか一緒に考えてみましょう。

1 うまく表現できない子どもの症状を把握するには

発熱や咳嗽、喘鳴、痛み、腫脹等は、数値や観察で比較的容易に把握することができます。しかし、病気による実際の症状は多彩です。倦怠感や疲労感、軽度の呼吸苦などひと目見ただけでは把握しにくい場合もあります。

まずは、疾患との関連から確認していきましょう。たとえば小児がんによる倦怠感がある子どもの場合はどうでしょう。倦怠感の原因は、治療の副作用や栄養障害、体力低下等複数の要因が考えられます。倦怠感は成人でも訴えることが少ないため把握が難しいのですが、子どもはよりいっそう困難です。

子どもの場合、遊んでいてもすぐ横になる、集中する時間がいつもより短い、活気がみられないといった行動で表現されることもあります。病態や現在の病状を把握したうえで子どもの様子を観察し、倦怠感があるかどうかを把握するとよいでしょう。

もう一つの注意点は、質問に対する子どもの返答を慎重に検討することです。日常会話ができる幼児の場合、こちらからの質問に「うん（Yes）」「ううん（No）」と答えてくれることもあります。しかし、質問の内容が子どもの理解を超えている場合はどうでしょうか。また、質問されたことになんでも「うん（Yes）」と答える場合もあります。フィジカルアセスメントとともに「遊んでいてもベッドにゴロンとしたくなるのかな」など、症状の有無を探る工夫をしていきましょう。

2 子どもが遊びに夢中になっているときはケアをしてもいいの？

ケアをしようと思ってベッドサイドに来てみたら、子どもは遊びの真っ最中。ケアを優先させるのか、遊びを優先させるのか……。小児看護の現場ではよくある状況です。

家庭生活であれば、生活パターンが予想できるので、子ども自身が遊びの時間をある程度決めることができます。つまり、自分の意思でコントロールできる自由があります。一方、病棟では子どもが予想していないときに、処置やケアを告げられることがよくあります。すると、子どもは始めたばかりの遊びをやめさせられるという不満の気持ちや、納得していないままに大人に遮られる体験から、自己コントロール感の喪失につながる可能性があります。

病前と入院後では生活パターンが異なり、子どもには一日の過ごし方を予想するのが難しいのです。病棟のスケジュールを知らない子どもは、何もすることがない時間には、たいてい遊んでいると考えてよいでしょう。

ケアを提供しようとするとき、子どもはそのつもりになっているでしょうか。子どもは今日一日をどう過ごすつもりだったのでしょうか。まずは、子どもの予定を確認し、いつ頃ケアをするのかを相談します。遊びの最中であれば、区切りがつく頃にケアをする等の提案をもちかけてみましょう。また、遊びの種類とケアの内容によっては中断させなくてよい場合もあります。たとえば動画や DVD を静かに鑑賞しながらバイタルサインを測定することは可能です。

治療上の指示でケアや処置の時間が調整できない場合は、遊びの中断もやむを得ないこともあるでしょう。その場合も、「遊んでいる途中にごめんね」と声をかけたうえで、なぜ急いでいるかを伝え、了解を得ましょう。幼児期の子どもであれば、ケアに使用する物品を見せて、お手伝いを頼んでみる方法もあります。子どもは学生に頼まれたことによって、スイッチが切り替わるように興味の対象がケアに向くこともあるのです。

予定されているスケジュールは、できるだけ早めに知らせるなど一日の過ごし方を子どもと共有すると子どもも心がまえができますね。

3 子どもが嫌がっているときはケアをしなくていいの？

バイタルサイン測定や清拭などは、特に苦痛を伴うケアではありません。しかし、乳幼児はケアを嫌がることがあります。そんなとき、どうすればよいでしょう。

子どもがケアを嫌がる理由はさまざまです。今はしたくないのか、そのケアが嫌なのか、看護師や学生に触れられるのが嫌なのか。母親と一緒ならできるという場合もあるでしょう。体調面、生理的欲求、発達的側面、ケアにまつわる嫌な記憶などを含め、嫌がる要素を考えてみましょう。

人見知りが強い生後6か月～1歳台の子どもの場合、体調不良も相俟って、学生の顔を見るだけで泣いてしまうことも多いでしょう。まずは子どもに安心をしてもらえるよう、家族に先に声をかけてみて、病室に学生が入ることに徐々に慣れてもらいましょう。人見知りの時期の子どもへのバイタルサインの測定やケアの際は、家族に子どもの顔を見て抱っこをしてもらっている間に、背中側から行ったり、一人の学生がお気に入りのおもちゃや、音や動きのあるおもちゃで気を紛らわしている間に、もう一人の学生がケアを進めるなど、工夫をしてみましょう。

子どもが医療者によるケアを嫌がっているとき、面会に来た母親にケアの補助を依頼する場合もあります。しかし、本当にそれがよいかどうかを慎重に考えましょう。面会時間には限りがあるので、ケアが残っていると面会時間に親子がゆっくりと過ごすという本来の過ごし方が難しくなります。「今、看護師さんと一緒にこのケアを先にやっておくと、お母さんが来たときには、ゆっくり遊べるよ。もう○○ができたんだよってお母さんにも伝えようね」等、子どもがやってみようと思える促し方も一つの方法です。

4　具合が悪いかもしれないときはケアをやめたほうがいい？

3歳児が、体温38.5℃で活気がなくつらそうにベッドで臥床しています。学生は、今日の清拭を実施するか迷っていました。教員に、ほかに気づいたことはないか尋ねられ、“発汗がたっぷりあったようで皮膚が湿り、毛髪もべったりしていてパジャマも汗でぬれているような……”と気づきました。このようなとき、身体をきれいにしたほうがよいのか、安静を優先させたほうがよいのか、迷うところです。

発熱時は体力の消耗が強いため、安静は必要だと考えますが、全身が湿ったままでは不快感もあり清潔も保てません。そのようなときは、清潔ケアができる状態かどうかをアセスメントしてみましょう。少し待って解熱する可能性があれば、時間を変更することも考えます。苦痛が強い場合は、まず安静を優先したほうがいいでしょう。

ケアを実施する場合は、子どもをよく観察し、具合の悪さに応じたケアを考えます。できるだけ身体の負担が少なくなるよう、ケアの方法を工夫してみましょう。たとえば、時間のかかる全身清拭ではなく、発汗の多い頭部・頸部・腋窩の部分清拭に変更すると負担が軽減できます。手早く湿った衣類の更衣を行えば爽快感も得られますね。

5 病気のときにも子どもは自分でしないと成長発達できないの？

健康な子どもには、自立を促す関わりをします。しかし、病気で入院している場合はどうでしょうか。たとえば清拭の場面を考えてみましょう。子どもが定型発達の小中学生であれば、自分の身体をきれいに拭けるだろうと思いがちですが、①自分で身体を拭ける体調なのか、②清拭をした経験があるのか、ということを考えてみましょう。

病気や入院でいつもの自分を発揮できなくなっている子どもに対して、発達レベルに合わせた援助という考え方で「自分でできることは自分でしよう」という促しをすると、心身への負荷がかかるかもしれません。

できるはずのことができなくなっているように見えても、ADL（日常生活動作）が退行しているのではなく、病気による一時的な変化であれば、ケアを受けてもらうことを優先して身体の回復を待ちましょう。

6 順調な経過だと、何をケアしてあげたらいいのかわからない

入院中の子どもが回復してくると、自力で食事が摂取できる、清拭ではなくシャワーができるなど、看護師が手を出す直接的なケアが不要になってきます。そんなとき、学生は「ケアとしてもう何もすることがない」「何をすればよいのかわからない」と悩むことがあります。一見、元気になったように見えても、まだ入院が必要な状態では観察や見守りが必要です。

退院後も健康管理が必要な場合、子ども自身が可能な範囲で自分の体調を把握できるようになることや、病気がある自分にとってよい習慣や内服ができるようにするなど、療養行動の自立に向けた力を身につけることが、回復期にある子どもの課題です。子どもの理解度や健康管理ができそうかを観察することなど、直接的なケアとは異なる視点での看護が必要です。

事例 **白血病の治療が順調に進んでいる小学3年生**

小学3年生のAちゃん。予定していた化学療法はトラブルなく終わり、次の化学療法まで少し間があるので、現在、体力の回復をはかりながら、院内学級に毎日通級している。AちゃんにはCVカテーテルが留置されているが、点滴ポンプを押しながら一人でトイレに行くことができ、シャワーや洗髪も自力でできる。学生は「Aちゃんは、ADLも自立している。ほかの学生は清拭や食事介助で忙

しそうだけれど、私は観察ぐらいしかすることがなくて……」と悩んでいた。

指導者から「Aちゃんは、病気のない小学3年生と同じように生活できるのかな」と問われた学生は、小学3年生の生活を思い浮かべてみた。すると、病棟内を不自由なく歩けても小学3年生としては運動量が少ないこと、院内学級から戻ってきたあとは夕方まで午睡することが多いこと、移動時の歩行がゆっくりで、シャワーのあとには少しふらついている様子に気づいた。そこで検査データを見直してみると、輸血によってHb値は上昇したものの基準値よりはまだまだ低いことがわかり､貧血による影響から体力が戻っていないとアセスメントした。

また、Aちゃんの行動を観察すると、検査の結果や自分のバイタルサインの値に興味をもっており、院内学級の先生にその日の体温を自分から報告している様子があった。

学生は、Aちゃんの回復状況は順調ではあるが、治療の影響による体力の低下が解消されていないと捉えなおした。また、Aちゃんに備わっている身体に対する関心の高さに気づき、それを活かしたいと考えた。そこで、体力向上への取り組みとして、Aちゃんと一緒に休息をとるタイミングなどを計画することにした。

7 退院に向けて何を考えればいいのかイメージできない

入院中から退院に向けた支援を考えるのは看護の基本ですが、子どもの退院支援はイメージがつきにくいようです。

子どもが入院するとき、治療に要するおおよその期間は主治医によって説明されています。わからない場合には入院診療計画書を確認したり、指導者に聞いてみましょう。予定されている治療が順調であれば退院の準備を進めていきます。しかし、病気の種類や入院目的によって支援の内容やタイミングは異なります。ここでは、急性疾患の場合と慢性疾患の場合を説明します。

a 急性疾患の退院支援

肺炎や腸炎などに罹患した子どもは、入院時には強い症状がありますが、多くは数日で回復し退院することができます。退院後に継続する治療が特になければ、次回受診までの過ごし方や体調の確認方法などが退院支援の中心となります。子どもが乳幼児であれば親に、幼児後期以降であれば子どもが理解できる範囲で「お家の中で遊んで、しんどくなったらお母さんに伝えて横になろう」など具体的な行動を伝えるようにします。

b　慢性疾患の退院支援

慢性疾患を発症し、退院後も内服や食事制限などが必要な子どもの場合は、療養を続けながら日常生活に戻ることになります。病前には必要なかった服薬の習慣や、栄養療法の習得が必要になる子どももいます。このような場合には、退院の直前に一方的な伝え方をしても支援にはなりません。新しいことを自分の生活に取り入れるには時間がかかるのです。退院後にどのような療養が必要になるかは、入院中に予測できますので、子どもの病気に対する理解や受けとめ方を確認し、退院に向けた支援の進め方を検討します。実際の検討は医師・看護師などのスタッフが行いますが、学生もその考え方を一緒に学びましょう。

長い入院期間を経て自宅に戻る場合、退院後の生活範囲の拡大に適応できるかどうかも考えておく必要があります。また、学童以上の年齢では復学が課題です。通学の負担、クラスへの適応、医療的な配慮など、家族以外の人々が関わることを視野に入れて支援を考えてみましょう。

退院支援に必要な確認内容の例を**表1**に示しました。

表1　退院までに確認しておきたい内容例

	確認例
カルテから確認する項目	・入院目的、治療期間、子ども・家族への説明内容 ・退院後に継続すべき療養行動、注意すべき事柄 ・外来受診日、外来への定期受診の頻度
子どもの状況	・現在の ADL の状況、体力・免疫の状況 ・退院後に必要な療養行動の獲得状況・理解度 ・退院後の目標・楽しみにしていること（例：1週間後の遠足に参加したい等） ・退院後、心配に感じていること（例：学習の遅れ、外見の変化に対するからかい等） ・退院後の予定（通園・通学の負担〈例：徒歩○分、ランドセルの重量、送迎〉、部活動、習い事等）
家族の理解と対応状況	・子どもに必要な療養行動の理解、家族内の支援体制 ・通園・通学に関する調整の担当者（管理職、担任、養護教諭等）、教育委員会等への対応

8 子どもへのケアの進め方：子どもの状況を判断しケアの進め方を考えてみよう

これまで子どもへのケアの進め方について説明してきました。子どもの状況に合わせたケアの必要性は知っていても、実際の場面では筋書きどおりの反応を返してくれるとは限りません。ここでは、学生が迷いながらもケアの進め方を見出していくプロセスを一緒にたどってみましょう。

事例 気管支喘息で緊急入院した1歳6か月児のバイタルサイン測定

学生は、昨夜緊急入院した子どもについてカルテから情報収集し、ケアを考えている。

【カルテからの情報】

子ども：Bちゃん、1歳6か月

入院の経過：夕食後から始まった咳嗽がおさまらず、昨晩遅く緊急入院となった

診　断：気管支喘息の中発作

入院時のバイタルサイン：体温36.8℃、呼吸40回／分、鼻翼呼吸および陥没呼吸あり、SpO_2 93%、脈拍124回／分

治　療：酸素療法、点滴によるステロイド治療、気管支拡張薬の吸入3回／日、SpO_2モニター装着中

症　状：入院時は、頻回な咳嗽、喘鳴・気管支の狭窄音があった。朝まで咳嗽が続き、不機嫌で付き添いの母親に抱っこされて過ごしている。

【情報収集と計画立案】

カルテを見た学生は、中発作、咳嗽が朝まで続いていること、酸素療法と吸入を行っているが喘息の症状が軽減していないという情報に着目した。気管支喘息は子どもに多い疾患なので事前学習はしている。Bちゃんの病期は急性期の段階だと判断し、現在の病状を把握することが最優先であると考えた。

学生は、10時のバイタルサイン測定を見学したあと、14時のバイタルサイン測定を実施することとなったため、急遽以下のような実施計画を立案した。

・バイタルサイン測定：14時に実施。呼吸状態（呼吸数、呼吸音、陥没呼吸、喘鳴等）、体温、脈拍または心拍、SpO_2、血圧値、不機嫌さが続いているか確認。

・吸入の見学：1歳6か月児という発達段階に適した吸入の方法の確認。

・酸素吸入や点滴：嫌がっていないか、きちんとできているか。

・情報収集：母親から昨夜の発作や咳の様子、睡眠の状況、食事や水分の摂取状況と、ふだんのBちゃんの過ごし方や好きな遊び等を情報収集。

学生は、指導者に14時のバイタルサイン測定の実施計画を確認してもらい、準備をして病室に行った。病室へ向かう途中、測定順序や説明の仕方を頭の中で何度もイメージした。しかし、病室に入った途端、「あっ」と言って立ち止まった。Bちゃんはベッドで眠っており、付き添いの母親が疲れた様子で椅子に座っていた。母親によるとBちゃんは30分前ほど前からやっと眠りかけ、今はぐっすり寝ているということであった。

学生のイメージでは、Bちゃんと母親に挨拶をして、バイタルサイン測定の説明をして実施するという組み立てであり、Bちゃんが眠っていることは想定外であった。

あなただったらどうするか考えてみましょう。

1. 起こして測定する
2. あとで測ることにして引き返す
3. 母親に相談する

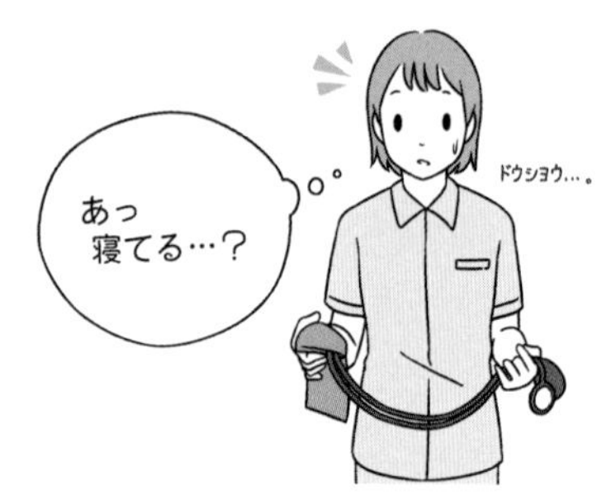

【指導者の助言から計画を修正するヒントを得る】

学生がどうしようかと考えているところに指導者がやってきた。

指導者：あら、Bちゃん寝たのね。眠れてよかったですね。お母さんも寝てないでしょう。

母　親：咳が止まらないのが心配で、やっと寝てくれてほっとしました。

学　生：…無言…（そうか、Bちゃんにとっては眠れてよかったんだ。そういえばカルテに夜中も咳が続いてお母さんに抱っこされていたと書いてあったな。心配しながら抱っこしていたお母さんは疲れるよね。じゃあ、二人とも寝てもらったほうがいいのかな）

指導者：学生さん、どうしますか？

学　生：えっと、やっと寝られたので寝かせてあげたいです。

指導者：そう、睡眠はとらせてあげたいね。でも、あなたが計画した呼吸状態の把握も大事だと思うんだけど。何かよい知恵はない？

学　生：はあ…（そうだった、でもどうすればいいか思い浮かばない）

指導者：Bちゃんにバイタルサイン測定をしないほうがいいと考えたのはなぜ？

学　生：せっかく寝ているのに、体温計の挿入やマンシェットの加圧がかかると起こしてしまうし、泣かせると思ったんです。

指導者：刺激を避けたかったのですね。では、起こすほどの刺激がなければよいのですね。

学　生：（刺激をしない？）あ、呼吸は観察できます。SpO_2モニターも確認できます。

指導者：そうですね、では近づいて様子を見ながらやってみましょう。

―付き添いの母親に、起こさないようバイタルサイン測定を行うことを説明。

学　生：（近づくと顔色もよくわかる、喘鳴は聞こえないな）呼吸数は30、胸の音は……。

―指導者がBちゃんに静かに触れて、覚醒しないことを確認。

指導者：下着の上から聴診器をそっと当ててみましょうか。一緒にやりましょう。

学生は、指導者とともにシャツの上から呼吸音を聴取し、まだ狭窄音が聴こえることを確認した。同時に心音聴取を行い、熱感がないことも確認して体温と血圧は少し時間をおいて測定することにした。そして、酸素吸入のカニューレがきちんと装着できていることも観察したので、母親からの情報収集は急がなくてもよいと考えなおし、まずは母子の安楽を優先することにした。

最初に計画していたとおりに実施できないときは、可能な方法がないか検討することが大切です。この事例では、最初に計画した「呼吸状態の把握」を取りやめるのではなく、睡眠を妨げないような方法に変更することを学びました。

子どもの状況に応じてケアを進める、臨機応変に対応するということは容易ではありません。実習ではこうした学びを得る機会になります。

⑥ 親や家族との関係に悩む

1 付き添いの母親と遊んでいるところに入りにくい

年齢が小さい子どもには親が付き添っている場面があります。このような場合、学生が子どものところに行くのをためらっている姿を時々見かけます。聞いてみると、「訪室しようとすると母親と子どもが楽しそうに遊んでいるところでした。私は、特に急ぐ用事でもなく、コミュニケーションをとろうと思っただけだから親子の邪魔をしないで引き揚げようと思ったんです」と答えました。学生は、親子の間に割って入るような気がしたのでしょう。特に受けもってから間もない時期はそう感じることが多いようです。

こういうときは、付き添っている母親に話しかけ、一緒にいてもよいかと尋ねてみましょう。親子のやりとりを見ながら子どもに話しかけたり母親と会話すると、子どもにとって脅かしにならずに距離を近づけることができます。子どもと1対1で話すほうが学生にとっては気楽かもしれませんが、慣れない入院環境下では、親の存在は大切だということを思い起こしましょう。

2 ケアをじっと見られると評価されているようで緊張する

子どもへのケアの場面に親が同席している場合、学生の一挙手一投足をじっと見られているように感じることがあるかもしれません。

しかし、ほとんどの場合、じっと見ているのは自分の子どもです。学生が自分の子どもにどんな声かけをしてくれるのか、ケアを受けているときの子どもの様子が気になり、目を離せないことが多いものです。母親は、子どもを気にかけている存在であり、ケアの対象でもあります。そばにいられると緊張して困るなと思うときには、母親に、“これから〇〇を行います。お母さんにはＢちゃんが安心できるように、抱っこしていただけますか？”など、声をかけてみましょう。親や家族に協力していただきたいことなどがある場合には相談をしてみたり、子どもの好きなことは何かなど教えてもらうと、ケアもスムーズにいき、あなたの緊張も少し和らぐかもしれません。

3 深刻な病気の子どもをもつ母親に気持ちを聞いていいの？

受けもつ子どもの中には完治が難しい病気や、進行性の病気の子どもがいます。そういう状況においては、子どもとその家族への接し方には配慮が必要です。学生には難しいと感じることも多いと思います。

化学療法中の子どもを受けもった学生が、「子どもの嘔気がずっと続いていて、ご飯が食べられない。お母さんはなんとか食べられるものがないか探している。必死になっているお母さんにどう話しかけたらよいかわからない」と悩んでいました。また、ある学生は「お母さんに“症状が軽くなってよかったですね”と声をかけたら、“あのときは本当に心配しました”と涙ぐまれていました。いつも明るいお母さんだと思っていたけど、本当はつらかったんですね」と話してくれました。

親の気持ちは、子どもの病状によって揺れ動くのは当然です。平静に見えても心のうちは違うかもしれません。そういうとき、無理に親の気持ちを引き出そうとしなくてもよいのです。学生が受けもっている子どもを大切に思っている姿勢を示すことがケアの一つになります。

学生が親に対するケアの必要性を感じたり、親の気持ちについて気がかりがあるときは、まず指導者に相談しましょう。

⑦ NICUに入院中の低出生体重児の看護の基本とアセスメント

NICU（neonatal intensive care unit：新生児集中治療室）の実習では、低出生体重児を受けもつことがよくあります。NICUは、新生児の救命を中心とした医療の場であり、看護においては感染予防と新生児の身体機能の未熟性の理解、身体侵襲を最低限にしたケアが重要です。また、新しい家族を迎えることになった家族に対するケアが同時に行われます。

NICUで実習する学生が戸惑うのは、全体像の把握です。病気の治療をしている子どもの場合は、病態や症状、治療の理解という看護過程の展開となりますが、低出生体重児の場合はどこに着眼してアセスメントすればよいのかわかりにくいようです。

1 全体像を把握するためのフィジカルアセスメント

低出生体重の要因は早産によるもの、胎児発育不全（fetal growth restriction：FGR）、先天性疾患などさまざまです。低出生体重児の状態を把握するためには、まず在胎週数と出生体重から起こり得る影響を考えることが必要です。

新生児が子宮外環境に適応するためには、出生時の成熟度が満たされている必要があります。早産児や胎児発育不全の場合は胎内での成熟が不十分なため、さまざまな身体機能が未熟な状態にあります。たとえば、呼吸機能の場合、在胎週数28週では肺胞のほとんどは形成されますが、肺サーファクタント*の十分な生成・分泌は在胎週数34週以降です。そのため、呼吸機能の未熟性によって中枢性無呼吸をきたしやすくなるのです。低出生体重児が無呼吸発作を起こすことと結びつきますね。

低出生体重児のフィジカルアセスメントは、呼吸、循環、栄養、感染、神経等、身体機能の未熟性に着目し、合併症の可能性を考えていきましょう。また、脳の発達が急速で感受性が高く、外からの刺激を受けやすいという特性[1)]をふまえたケアを提供する必要性があります。しかし、学生ひとりの力では難しいので、看護師の実際のケア技術を見ながら、消耗を最低限に抑えるケア方法を学びましょう。

NICUで行われる処置を見学する機会があれば、処置の目的を理解したうえで、実習指導者に立ち位置等を指示してもらって参加するとよいです。低出生体重児のストレスを最小にする手技を学ぶと同時に、小さな身体で頑張っている子どもを思いやる気持ちも忘れないようにしましょう。

2 NICUに入院する子どもをもつ家族のアセスメント

NICUに入院する子どもは、出生後すぐに母親から離れて治療することがほとんどです。正常な新生児の場合は母子関係を重視した関わりが行われますが、高度な医療を要する低出生体重児においては、家族との関わりに工夫が必要です。

集中治療が必要な低出生体重児の入院直後は、生命の誕生を素直に喜べない状況があります。救命処置や治療の状況を知った母親は自責の念に駆られることが多いといわれています。出生直後は母親自身にもケアが必要な時期であるため、子どもが心配で不安な気持ちを抱えている母親の心情を理解することが必要です。

家族の受け入れ状況についてもアセスメントしましょう。低出生体重児の親の中には、子どもの誕生を心待ちにしていても、実際に対面すると、妊娠中に抱いていたイメージとのギャップに驚いたり、医療機器に囲まれている様子を見て、育てる自信をなくす場合があります。親がこのような気持ちになりやすいことを知っておき、面会時の表情や言動などを確認しましょう。

低出生体重児の退院までには、親の子どもに対する関わり方を観察し、家庭での養

---

*肺サーファクタント：Ⅱ型肺胞上皮細胞から産生されているリン脂質、少量の中性脂肪、タンパクからなる物質。在胎 32～34週頃より急に産生が盛んになり、肺胞面の表面張力を低下させる。肺の安定性を保つ働きがあり、欠乏すると呼吸障害を起こしやすい。

育に課題が生じないかを確認する必要があります。NICUでは、入院期間中に愛着行動の促しや育児行動の指導を両親に対して積極的に実施しているはずです。抱っこ、授乳、おむつ交換等は、行為の手順を伝えるだけでなく低出生体重児の育児に戸惑う親がわが子に愛情をもち、家庭での生活にスムーズに移行していけるかどうかを見極める場でもあります。看護師の介入を見学しながら、家族の状況を観察しましょう。

また、近年は家族の背景が多様であり、社会資源に関する知識も必要です（p.31-33参照）。低出生体重児は、退院後も体調管理に注意が必要です。親の健康管理能力が十分かどうか、支援者や経済面などの資源はどのようであるか等も確認できるといいですね。そして、支援の必要性によって多職種・機関との連携、制度の活用を考えてみましょう。

家族についてのアセスメントは、情報収集や実際の介入を学生自身が行う機会は少ないと思います。上記の考え方を知っておき、看護師がどのように家族へのケアを行っているかよく観察しましょう。

⑧ 障害のある子どもの理解と看護

障害児施設等で実習する場合には、重い障害がある子どもを受けもつことがあります。

ここでは、重症心身障害のある子どもの看護について説明します。

1 知っておきたい重症心身障害児の知識

重症心身障害児とは、重度の知的障害及び重度の肢体不自由が重複している児童とされています（児童福祉法第7条の2）。大島の分類では1－4に相当し、知能指数（IQ）35以下、身体障害の程度は1級もしくは2級で寝たきりもしくは座位程度です。

重症心身障害児の障害の原因は多様で、早産や低出生体重児、脳炎や脳症、髄膜炎などによる脳障害や、代謝疾患、神経変性疾患等の疾患が原因となることもあります。原疾患によって、その後の臨床経過も異なります。

A 病態の基本知識

重症心身障害児には、知的機能や運動機能の障害と、複数の機能障害、臓器の障害が併存しており、合併症も多様です。

知的機能・運動機能障害や、呼吸障害、摂食嚥下障害、消化器障害（胃食道逆流

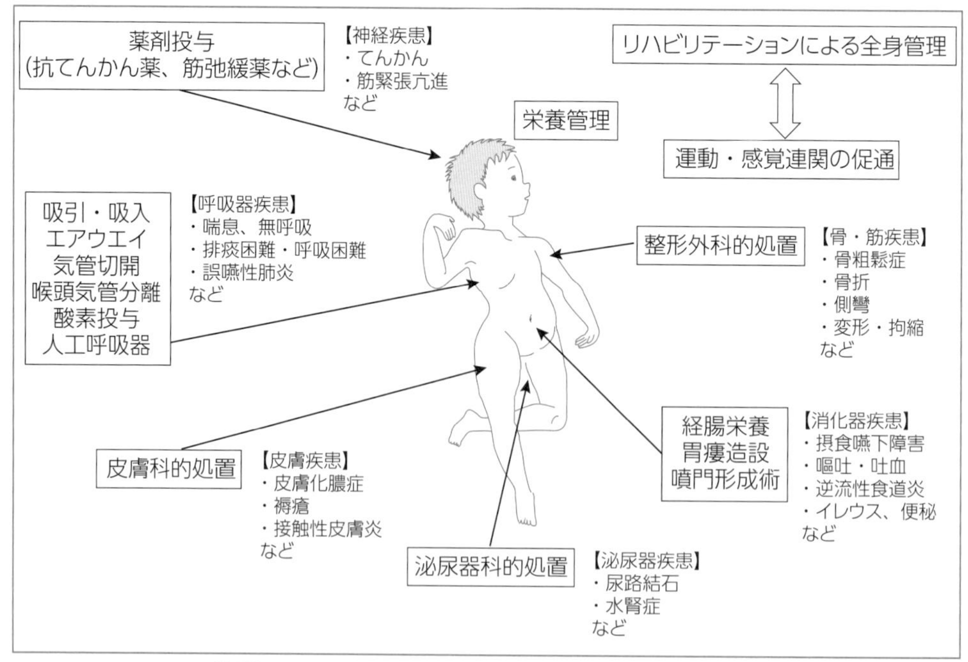

図1 重症心身障害児にみられる主な合併症と治療

船戸正久，竹本潔：重症心身障害児にみられる主な合併症と治療の進歩．ケアの基本がわかる重症心身障害児の看護－出生前の家族支援から緩和ケアまで（倉田慶子，他編）．p.11，へるす出版，2016.
（平本東：重症児にみられる主な合併症．重症心身障害療育マニュアル第2版（江草安彦監）．p.24，医歯薬出版，2005．一部改変）

症、逆流性食道炎、イレウスなど）、栄養障害、てんかん、筋緊張の異常、側彎や脱臼・変形などのさまざまな問題は、さらに加齢によっても変化します。これらの病態は複雑に相互に関連し合いながら症状として現れます（**図1**）。

特に起こしやすい合併症の機序・病態を下記に示します。

a　呼吸機能の問題

自力で姿勢の調節や体位変換ができないと、不適切な姿勢を長期間とることになります。それによって、呼吸筋の緊張や姿勢異常・胸郭の変形などによる、胸郭や横隔膜の動きの制限につながり、呼吸運動が妨げられます。この状態が固定化すると胸郭可動性の低下および変形が進行し、換気量が減少します。

また、筋緊張の異常によって、下顎が後退し、舌根沈下を起こして上気道の狭窄や閉塞が生じます。下顎が後退する仰向けの姿勢になると吸気性喘鳴が出現しやすくなります。上気道通過障害と胸郭呼吸運動障害は相互に関連しています。上気道狭窄があると吸気性喘鳴と努力呼吸が生じ、陥没呼吸が続きます。これによって胸郭変形が進行し、胸郭呼吸運動が悪化します。気管軟化症があると、息を吐くとき（呼気時）の気管の狭窄・虚脱によって呼気時に喘鳴、呼吸困難をきたします。

このような呼吸機能の障害がある重症心身障害児は、呼吸状態の悪化をきたしやすく、気道分泌物が貯留しやすいため肺炎や無気肺を起こしやすく重症化しやすいという特徴があります。また、胃食道逆流や貯留した唾液の誤嚥は、反復する誤嚥性肺炎の原因ともなります。

b　栄養・消化機能の問題

筋緊張の亢進によって腹圧が高まることにより、胃内容物の食道への逆流が生じ逆流性食道炎を起こしやすくなります。また、筋緊張の異常や麻痺による運動制限、抗けいれん薬の副作用による腸管蠕動運動の抑制が起こり、慢性的な便秘が生じやすいです。慢性便秘による腸管拡張や、運動量の低下・同一体位が長いことによる腸管運動の低下・水分不足・薬の副作用などによる排泄物の通過障害、脊柱側彎などによる上腸間膜動脈症候群や腸管圧迫はイレウスのリスクを高めます。

c　骨折・身体変形

麻痺によって抗重力体位をとる機会が少ないこと、運動量不足、抗てんかん薬の副作用、太陽の光を浴びる機会が少ないことによるビタミンDの生成不足などによって、骨の脆弱性が高くなり骨粗鬆症が起こります。そのため身体介助時の不適切な手技によって大腿骨や上腕骨の骨折を起こすことがあります。

脊柱側彎は、同じ体位（特に仰臥位）をとっている時間が長いこと、不良な体位の持続、筋肉の弱さにより発生しやすくなります。側彎による胸郭の変形により、心臓・肺・胃腸の機能に影響を及ぼします。

d　てんかん

重症心身障害の代表的な合併症の一つにてんかんがあります。罹患率は、約7割弱と高率です。重症心身障害児に起こりやすいてんかんは、症候性てんかんに分類されることが多く、治療抵抗性で難治性の経過をたどるといわれています。重症心身障害児には筋緊張や不随意運動がみられることもあり、てんかんの症状と区別が難しい場合も多くあります。また、成長発達に伴う変化があるため、発作の観察が重要です。薬物治療中は副作用の出現にも注意を払う必要があります。

B　複雑な重症心身障害児の全体像を捉えるためのポイント

重症心身障害がある子どもの全体像をどのように捉えればよいか、戸惑うことも多いかもしれません。まずは前述した重症心身障害児の病態の基本知識をもとに情報収集し、障害の特性から生じている症状の有無や程度を把握しましょう。その症状が、子どもの発達や生活にどのような影響を及ぼしているのかを整理することが、全体像を捉えるうえでのポイントです。下記の観察項目を参考にしてください。

- 呼吸機能、栄養・消化機能、姿勢・変形、てんかんなど、障害の特性からくる症状や合併症の有無と程度
- 認知発達の状況、意思表現の手段の有無と方法、快不快の反応（表情、筋緊張、心拍数の変化）
- 感覚器の発達（視力・聴力・触覚）
  ・見え方（明暗、固視、注視）、視野
  ・聞こえ方（音の大きさ・高さによる反応の違い）
  ・触覚刺激への過敏性
- 思春期前期頃の二次障害など、経年的な変化（側彎、嚥下障害、関節の拘縮、胃食道逆流症、逆流性食道炎などの悪化）
- 治療の影響など　内服の作用・副作用など

2　重症心身障害児とのコミュニケーション

重症心身障害児は、見る・聞くなどの感覚器の障害による刺激情報の受け取りにくさに加え、脳障害により表情筋をはじめ、全身の動きが制限されるため感情の変化が表出しづらい状態であり、コミュニケーションとしての双方向的な「応答性」「共感性」が成立しないことも少なくありません。

そのため、子ども固有の小さな反応やその変化を見逃さずに捉え、それを意味づけして、繰り返し子どもにフィードバックすることが大切です。

重症心身障害児の感覚器の発達の状況は、子どもの障害によってさまざまです。ふだんの子どもの様子をよく知る養育者、看護師、理学療法士、作業療法士、特別支援学校の教諭に子どもの反応の特徴を聞いてみるといいでしょう。

学生の皆さんが、子どもへコミュニケーションやケアを行う際に、子どもの感覚器に関する情報をどのように捉えればよいのか、以下に示します。

A　子どもの微細な反応を読み取り、子どもへフィードバックする方法

- 子どもの正面から視野に入って、名前を読ぶなど呼びかけをし、子どもの関心を喚起する。見る・聞く・触るなどいくつかの感覚を組み合わせて働きかけるとよい。

- 子どもに反応が見られたら、その反応をすかさず捉えて、意味を読み取り言語化する。
  例：子どもの視線の方向にあるものに表情の変化を見せた場面：「キラキラしているね。綺麗だね～」など。子どものわずかな動きを前後の出来事・文脈と合わせながら継続的にみていくと、子どものサインを理解する手掛かりになることも。
- 子どもが、外からの刺激に対して快の反応を示した場合には、刺激を強化するなどして、欲求がかなえられる体験を増やし、期待する気持ちの表現やうれしさの表現、興味関心の他者との共有の場面、自分の意思を伝える機会（Yes・No の反応）につながるようにするとよい。

B 障害のある子どもの反応の観察とコミュニケーション

重度の障害のあるＣちゃんの事例をもとに、子どもの反応の観察のポイントとコミュニケーションについて考えてみましょう。

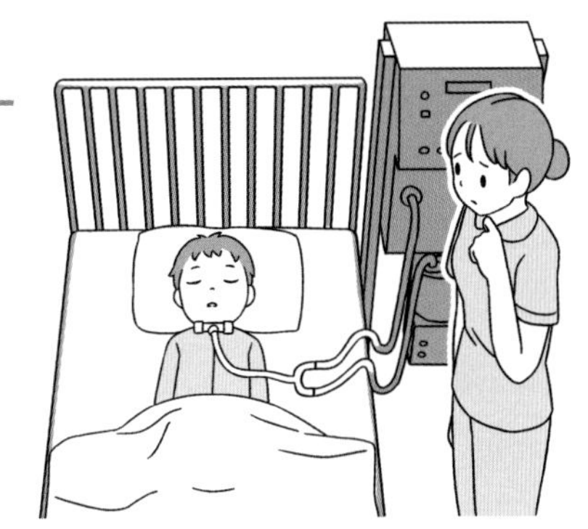

事例 重症心身障害児が見せるサイン

7歳のＣちゃんは、痙性四肢麻痺と、知的障害、てんかんのある脳性麻痺児である。自力で寝返りをすることができず寝たきりで、移動には座位保持椅子やバギーを使っている。自力喀痰が難しいため頻回な吸引を必要とし、嚥下障害のため栄養は経鼻経管栄養で行い、排泄はおむつを使用している。今回Ｃちゃんは10日前から細菌性肺炎で入院しているが、最近は酸素の使用がなくてもSpO_2が維持できるようになり、呼吸状態は改善しつつある。たびたび呼吸器感染症で入院をしてくるので、看護師はＣちゃんの反応についてはよく知っている。

Ｃちゃんの行動の特徴

・機嫌がいいときは目をはっきりあけ、口を大きく縦に広げ「あ～」と声を上げる。

・アップテンポの音楽、繰り返すリズムやイントネーションが好きで、機嫌がいいときのサインをみせる。

Ｃちゃんの受けもちになった学生は、「Ｃちゃんの反応を捉える」ということを目標に掲げて、1日、受けもち看護師である指導者についてＣちゃんの様子や行われているケアを見学した。

指導者：今日、Cちゃんの様子を見てみてどうでしたか？　Cちゃんの表情の変化、身体の変化で、何か気がついたことはありますか？

学生：はじめは身体に力が入っていてしんどそうだな……と全体の雰囲気でしか捉えられなかったのですが、Cちゃんのことをよく見ていくと、身体に力が入って筋緊張が強いときは、顔もしかめていたり、汗をかいていたり、心拍数も高くなっているなど、少しほかの様子も見ることができたように思います。

指導者：そうですね。しんどそうにしているときのサインがありましたね。吸引をして、体位を整えたあと、ケアの最後にCちゃんへ私が声をかけていたときのことを覚えている？　そのときのCちゃんの表情はどんな様子でしたか？

学生：（……黙って考えている）吸引をして、体位を整えたあとは、少し楽になったように思いました。指導者さんがCちゃんに声をかけたとき、Cちゃんは指導者さんの顔を見て口を大きく開けていたような気がします……。

指導者：そうですね。Cちゃんは嬉しいときにはあの表情をするのよ。

学生：あれって、機嫌がよいってサインですよね。息が楽になったからかな‥。

指導者：あと、Cちゃんは、胸のあたりを手のひら全体でゆっくり触ってもらうのが好きみたいですよ。急に触ったり、大きな声を出すとびっくりしてしまうけれど、Cちゃんの正面から、視界に入って、声かけをしてから身体に触れると、大丈夫です。ぜひ、タッチをしてあげてください。

学生：（……触っても大丈夫なんだな）自分が触ることで、子どもの緊張が高まったらどうしようと思っていましたが、びっくりさせない方法があるのですね。ケアのときに触れてみようと思います。

学生は、初めて見るCちゃんの様子に戸惑いが強い様子だったが、ふだんの子どもの様子や快・不快のときの反応から、状況の判断の糸口をつかむことができた。

その子ども特有の見方・ケアについては、その子どもをよく知る看護師、親に教えてもらっておくとよいですね。

C　障害のある子どもの遊び

遊びは子どもの成長発達にとって欠かせない活動です。障害のある子どもにとっても同様ですが、重い障害のある子どもの場合は、よりその子どもの障害特性を考慮に入れた遊びを考えることが必要になります。

乳児期の子どもは、偶然触れたおもちゃの思いがけない音や動きの変化を捉え、それを再現することから遊び始めます。何度も繰り返し自分の身体の動きとおもちゃの反応を確認するなかで、意図的に遊ぶという活動がひろがり、情動が刺激され、意欲・自発性の高まり、人との交流の糸口の広がりなど、さまざまな機能の発達へとつながっていきます。一方、障害のある子どもの場合、それらのプロセスを一人で展開することは難しいため、養育者や支援者からの意図的な遊びの介入が非常に重要です。

重症心身障害児の場合、音のリズムや色を楽しんだり、物を触ったり、おもちゃのスイッチを押すことによる反応を他者と楽しむなど、遊びをとおしてその子どもなりの生き生きとした反応を見せてくれることもあります。これらの他者との相互作用そのものが子どもにとって大切な経験にもなります。

子どもの遊びについては、子どもの健康状態や発達段階、障害の部位・程度に応じた計画が必要になります。病棟の保育士や担当の作業療法士、ホスピタル・プレイ・スペシャリスト（HPS）やチャイルド・ライフ・スペシャリスト（CLS）などは、さまざまな遊びに関するアイデアや知識をもっているので、ぜひ相談してみてください。

column　障害のある子どもの遊びのいろいろ

身体感覚を伴うさまざまな経験そのものが遊びになる感覚遊び（見る遊び・聞く遊び、触る遊び：触る・ちぎる・貼る、匂いを楽しむ遊び、揺れることを楽しむ遊び：抱っこ・シーツブランコ等）、リラックスできる遊び（スヌーズレン：快の感覚刺激を活用してリラクゼーションを促す取組み）は、障害のある子どもも楽しむことができる。

・てんかんのある子どもは強く点滅する光や大きな音によって、けいれん症状を誘発させることがあるので注意する。
・触って楽しむ遊びは視覚や聴覚障害のある子どもも楽しめるが、過敏性のある子どもの場合、粘土やビーズ・水などを触ることに不快を示し緊張を高める場合もある。

2 看護の見学から学ぶ

実習では、自分で看護をするだけではなく、さまざまな看護場面を見学する機会もあります。効果的な見学になるようにするために、ここでは、検査や処置の見学をスムーズに行い学習を深める方法と、シャドーイングの見学方法について示します。

❶ 検査や処置を見学する前に何を学習してよいかわからない

検査や処置の見学前には、しっかりと学習し準備をすることで、学習が深まります。急に見学することになった場合には最低限の準備しかできませんが、時間がある場合にはしっかりと準備をして見学に臨みましょう。

表2に見学前に最低限行うとよい「基本的な学習」と、理解をより深めるための「発展的な学習」について、一般的な知識と必要な情報収集の項目をまとめました。例として、4歳の白血病治療中の子どもの骨髄穿刺を見学する場合の具体的な学習内容も示しています。

1 基本的な学習

検査や処置を見学する際には、最低限必要な「基本的な学習」として、教科書などを参考に検査や処置の一般的な知識として、目的や子どもに特徴的な方法を理解しておきましょう。また、検査や処置を受ける子どもの病気の経過や治療の状況をふまえて、その子どもならではの目的や留意事項を理解しておくと、検査や処置で行われていることの意味を理解しながら見学することができます。

2 発展的な学習

見学の前後に時間がある場合には、「発展的な学習」として、子どもの検査や処置において、必要な観察や留意事項、発達段階に合わせた説明方法などを詳細に理解しておきましょう。それとともに、その子どもの病気の状態や性格、心情をふまえた留意事項がある可能性を考えて、子どもの過去の経験や親子の気持ちなどを情報収集しておくと、看護師が配慮しているさまざまなケアの意味をより理解できます。

表2 見学前に行うとよい学習や情報収集の内容

学習の種類	一般的な知識として学習する内容		見学前に情報収集するとよい内容	
	項目	例）骨髄穿刺の場合	項目	例）4歳の白血病治療中の子どもの場合
基本的な学習	検査や処置の一般的目的	・血液疾患や代謝疾患の診断 ・骨髄転移の確認 ・血液疾患の治療効果判定	検査や処置を受ける子どもの診断名や病気の経過（症状や治療）	・白血病の治療中 ・現在寛解導入療法が終了し、次の治療までの休薬期間
			検査や処置を受ける子どもにとっての目的	・寛解導入療法の効果を評価する目的
	子どもの検査や処置の一般的な方法	・穿刺部位の選択（2歳くらいまでは脛骨で行う場合もあるが、腸骨が選択されることが多い） ・安全のために鎮静目的の麻酔薬が使われることが多い	検査や処置を受ける子どもに行われる実際の方法	・穿刺部位は腸骨で、うつ伏せになって行う ・留置している点滴ルートから麻酔薬を入れて、眠ったことを確認してから検査を行う
発展的な学習	子どもの検査や処置において必要な観察や留意すべき点（検査中）	・無菌操作に気をつける ・呼吸や意識状態に注意する ・心電図やS_PO_2モニターで監視しながら行う ・出血に注意し、針後は止血を十分に行う ・転落の危険がないように気をつける	検査や処置を受ける子どもの状態や過去の経験から、特に必要な観察や留意すべき点（検査中）	・気管支喘息の既往があるため、特に呼吸状態に注意する ・血小板も低くなっており、出血にも特に注意する ・前回の検査では、麻酔が効き始めた頃に動こうとした経験があるため、意識状態や転落に注意する

（表2つづき）

学習の種類	一般的な知識として学習する内容		見学前に情報収集するとよい内容	
	項目	例）骨髄穿刺の場合	項目	例）4歳の白血病治療中の子どもの場合
発展的な学習	子どもの検査や処置において必要な観察や留意すべき点 （検査後）	・安全に病室に移送し、終了後は30分～1時間程度安静にする ・バイタルサイン測定を行い、全身状態を観察する ・覚醒状況や状態を見て、モニター監視を外す ・止血の状態を確認する ・疼痛や気分不快などの自覚症状を確認する	検査や処置を受ける子どもの状態や過去の経験から、特に必要な観察や留意すべき点（検査後）	・半覚醒の状態になり、部屋に戻ることを説明してからストレッチャーで移送する ・活発な子どもであり、覚醒したら安静が難しいと思われるため、母に付き添いをしてもらうように、事前に看護師から説明されている
	発達段階ごとの検査や処置の捉え方と必要な説明・対応	・幼児であっても、本人が理解できる言葉や絵などで、説明をする必要がある ・幼児の場合、認知の未熟性から、感覚的に捉えたり、恐怖を強く感じることがあるため、安心できる環境や気を紛らわせる対応などが必要になる	子どもや親が受けている説明内容や受け止め方	・検査は2回目。前回検査時は眠りかけた時に、沢山の医療者に囲まれて怖かった記憶があり、検査を嫌がっていた ・病棟看護師と保育士により、絵本を使って検査の必要性と方法が説明され、子どもなりに検査をすることは納得している ・好きな音楽をかけてほしいと希望があり、入室前から音楽を流す予定である ・母親が24時間付き添いしている。検査に対しては結果が気になるが、医師に任せていると発言があった ・過去に経験があるため、母親は注意事項は理解している

② 検査や処置前から検査後までの見学時の注意点

1 何を見学すればよいのか

見学前の学習をふまえて、どのような看護が行われているのかをいろいろな側面から見学しましょう。見学するとよいポイントを以下の4つにまとめました。

a 子どもの特性に合わせた安全の確保

安全の確保は最優先されます。処置台からの転落の回避、処置中の有害事象（器具による損傷や薬による呼吸抑制、耐えがたい痛みなど）の防止、清潔分野の確保など、検査や処置をするうえで欠かせない安全のための観察や配慮の様子を見学しましょう。

b 子どもが安楽に検査や処置を受けられるような配慮

理解力が未熟な子どもは、検査や処置時の注意点を理解することが難しいため、最小限の身体の固定や、睡眠導入をして行う場合もあります。そのような場合でも、できるだけ安楽に行うための身体的・心理的な苦痛への配慮がされています。発達段階に合わせて、看護師がどのように身体的苦痛を緩和しようとしているのか、どのように安心できる環境や声かけを工夫しているかを見学しましょう。

特に、子どもの権利に配慮し、子どもの意欲を引き出すプレパレーションは、事前の理解度に合わせた説明から、実施時の気晴らし（ディストラクション）や励まし、実施後の遊びまで幅広い内容で行われています。

そのほかにも、プライバシーの配慮や室内環境（室温・保温・音など）の配慮など、子どもの感じ方を想像しながら行われている看護を見学しましょう。

c 家族の心情への配慮

家族は、子どもが侵襲のある検査や処置を受けることに強い不安を抱きます。そのため、家族への説明や検査・処置中の配慮は重要です。家族に事前や実施後に説明がされる際、支障がない場合には見学ができますが、家族の不安が強い場合には無理にお願いをせず、後から看護師に様子を聞くこともあります。学生が見学してよいかどうかを自分では判断しにくいので、指導者や教員に確認をして可能な場合に見学をお願いしましょう。

検査や処置時には、家族が同席する場合と別室で待つ場合があります。家族の不安の強さや子どもの状況、検査の内容などによって異なります。家族の同席の有無についての理由がわからない場合には、看護師に聞いてみましょう。また、それぞれの場合に、看護師がどのように家族の心情に配慮しているか、声かけや説明の仕方を見学しましょう。

d　他職種との連携の様子

検査や処置は、医師や検査技師・放射線技師などの他職種と協力して行います。安全に確実な検査や処置ができるように、看護師がどのように他職種と意思疎通をしながら行っているかを見学することも大切です。

2　見学時はどう行動すればよいのか

検査や処置を行うスタッフは、安全や安楽に行うことに集中していると、学生への配慮まで気が回らないこともあります。トラブルにならないようにするために、以下の3点に気をつけて見学に臨みましょう。

a　見学時の立ち位置

見学時に、どこに立っているとよいかを判断することは学生には難しいことです。検査や処置が始まる前に、指導者やスタッフに立ち位置を確認しておきましょう。許可を得た場合でも、途中で不都合が起こることもあり、スタッフから場所の移動を指示される場合もあります。スムーズに指示に従えば問題はありませんので、緊張する雰囲気の中で過度におそれを抱くことなく、学習目的を忘れずに見学をしましょう。

b　説明の聞き方や質問のタイミング

スタッフや子ども・家族の状況によって、ていねいに説明をしながら見学をさせてもらえる場合もあれば、説明はあとからという場合もあります。説明時にはメモをとってよいかどうかを確認し、質問はできるだけ検査や処置の終了後、落ち着いてから聞くようにしましょう。検査や処置の前・途中・直後は時間に余裕がないことが多く、難しい質問をされても答える時間がない場合もあります。落ち着いた段階で質問をすると医師や看護師も答えやすいものです。

c　見学をさせてもらったことへの感謝を伝える

見学後には、スタッフや子ども、家族に感謝の気持ちを伝えましょう。看護学実習は、みなさまのご厚意で成り立っている学習であることを忘れないことも大切です。

3　見ているだけではなく、学生でもできることを見つける

見学とはいえ、学生でもできる観察やケアがあります。指導者に確認しながら、可能な場合には積極的に依頼し経験を積みましょう。**表3**に見学時の観察で可能な内容

を示しました。

表3 学生でも可能な見学時の観察とケア

	見学時に可能な観察	見学時に可能なケア
検査や処置の前	・子どもの身体的な状態 （可能ならバイタルサイン測定） ・子どもの心理的な状態 （遊びや会話・表情の観察） ・家族の心理的な状況 （会話や表情の観察）	・不安な様子がある場合には、声をかける（不必要な情報や励ましを与えるよりも、共感や気を紛らわす働きかけが効果的な場合が多い）
検査中	・子どもの反応や症状の観察 （実際に手を触れなくてもできる観察：呼吸の様子・表情など）	・指導者と相談し、可能であればディストラクションや共感の声かけを看護師とともに行う
検査後	検査前に同じ	・一緒に遊んだり、頑張ったことを労う声かけを行う。家族とともに、子どもの頑張りを賞賛する

❸ 看護師に同行し、1日の看護を見学するシャドーイング

実習の状況によっては、一人の看護師の後について、1日の看護を見学するシャドーイングという実習をする場合があります。シャドーイングとは、影のように後ろから同行して見学することで学習する方法です。効果的な学習とするために4つの心がまえを説明します。

1 シャドーイングの目的を意識する

シャドーイングの目的は、看護師養成校によってさまざまな目的があります。まずは、この実習におけるシャドーイングの目的について、実習要項を見て教員に確認しきちんと把握しましょう。目的を理解したうえで、1日のシャドーイングの中で、自分が何を学びたいかを明確にしておくことが大切です。1日の見学の中でも、特に何を学びたいという意識をもって見学することで、必要な見学を逃さずに行うことができます。例としては、「子どもの安全を守るために行われている配慮を学びたい」「関係を築くために、どのように子どもとコミュニケーションをとっているかを学びた

い」「発達段階によって、対応の仕方をどのように工夫しているのかを学びたい」のようなことが考えられます。実習要項に示されている目標や実習の流れを参考にして、その日のシャドーイングで何を学ぶと今後の実習に役立つのかを考えて、自分なりの目標をもって臨みましょう。

2 同行する看護師と打ち合わせをしておくとよいこと

同行する看護師に、自分の目的や特にどんな看護場面を見学したいかを説明しておくと、その内容に配慮した見学をさせてもらえることが多くなります。また、子どもの状況によっては、感染に留意が必要とか、声かけに配慮が必要という場合もありますので、見学時に注意すべきことがあるかどうかを前もって聞いておくことも必要です。看護師の休憩の時間や看護師が担当する子どものケアのスケジュールなども聞いておくと、自分のスケジュールを調整しやすくなります。

3 シャドーイング時には、どのように行動したらよいのか

子どもの看護は臨機応変な対応が求められ、予定どおりにいかないことも多いものです。そのため、学生にかまっていられず、看護師が一人でさっさと行動することもあります。同行する看護師の行動に注意し、できるだけ1日をとおして見学をすることがベストですが、それができない場合もあります。一緒に部屋に入った場合でも、どの位置に立っているとよいか、見学していてよかったのかと戸惑う場合もあるでしょう。不安になった場合には、同行する看護師に確認するか、自分がどのように行動すればよいかを指導者や教員と相談しましょう。質問をする時間帯としては、ケア中には難しいことが多いため、ケアが終わってからや、1日のスケジュールが一段落した時間帯に質問をすると答えてもらいやすくなります。

1日シャドーイングをさせてもらった場合にも、最後に感謝の気持ちを伝えましょう。

3 実習をよりよくするための取組み方

よりよい実習にするためには、実習への取組み姿勢も重要です。教育の成果には、教育する立場の人と教育を受ける立場の人の相互の関係性と努力が影響します。お互いが切磋琢磨して成長していくためには、学生・指導者・教員が、それぞれの役割を理解して、尊重し合うことが大切です。ここでは、学生の役割として望ましい実習の取組み方を説明し、実習の成果を上げる方法を示します。

❶ 報告の仕方と指導の受け方

1 指導者への報告や指導の受け方がわからない

指導者に朝の行動計画や観察などの報告をする際に、緊張する学生が多いようです。指導者から、いろいろな指導を受けると、叱られたように感じてしまい、委縮してしまうこともあるでしょう。しかし、指導者は、学生の気づきを引き出したり理解を深めたりしてほしいと考えて質問や説明をしているので、過度に委縮する必要はありません。緊張する学生に役に立つ報告の仕方や指導の受け方について、以下に示しました。

a 朝の行動計画への報告

朝は忙しいことが多いので、簡潔に要点を押さえた報告をすることが必要になります。ポイントは、自分が何をどういう目的でどのように行おうと考えているかを示すことです。

最初に目標や自分が実施したいことを述べてから、なぜ、それをしたいのかを説明するほうが聞いている相手は理解しやすいものです。順序立てて説明できるように、メモや記録用紙を活用してシミュレーションしておくのもよい対策です。

column 行動計画の報告の仕方の例

本日の私の目標は、ケアや遊びをとおして子どもの病気に対する気持ちを知り、ケアの方法などの看護計画を見直すことです。この目標にしたのは、昨日のカンファレンスで、子どもの気持ちを十分に把握できておらず自分のペースで進めてしまっていることに気づいたためです。本日は午前中に状態観察と清拭を実施し、午後から遊びの計画をしていますが、午前中のケアで得た情報をもとにして遊びの工夫を考えていきたいと思います。

状態観察では○○を中心に観察しますが、その際には、△△の点に注意して行います。清拭では□□に注意して、◇◇のような手順で行い、その際には▽▽の観察も行いたいと考えています。

b　状態観察やケアの報告

状態観察やケアの報告は、観察やケアを行った結果、どのような情報を得られ、反応に合わせてどう対応したのか、その理由はなぜか、得られた情報をどのようにアセスメントしたかということを端的にまとめて報告します。報告をする前に、自分でメモ帳などに整理をしておくと、慌てず落ち着いて報告することができます。行動計画の報告と同様に、まず何をしたのか、その結果はどうだったかを説明してから、理由やアセスメントの内容を説明すると、聞き手は理解しやすくなります。アセスメントを説明する際には、一つひとつの情報を解釈するのではなく、情報を統合して報告することが理想です。肺炎の2歳児のバイタルサイン測定の報告を例として示しました。

事例　肺炎の2歳児のバイタルサイン測定の結果報告

先ほど行ったバイタルサイン測定の結果について報告します。Dちゃんは遊んでいたので、ベッド上で座位のまま行いました。人形で遊びながらの測定でしたが、お母さんが協力してくださったので、スムーズに行うことができました。

体温37.4℃で、脈拍数108回 / 分、呼吸数32回 / 分でした。肺炎の症状として、咳がまだ多くて、夜間はあまり眠れなかったとお母さんから聞きました。咳の性状としては痰が絡んだ咳が何回も続けて出ることが多いそうです。測定中は2回くらい咳が聴かれましたが、湿性の咳嗽でした。呼吸音は、胸部・背部ともに副雑音は特に聴かれず、SpO_2の値も99%と問題ありませんでした。食欲はあるそうですが、咳き込んで食べられなくなることがあるようで、時間がかかるそうです。でも、昼食は1割程度残しただけとお母さんが教えてくださいました。内服もできていて、点滴刺入部の痛みもなく、気にしている様子はありませんでした。これらの結果から、状態は落ち着いてきていて、治療もできていると考えましたが、まだ微熱傾向で咳が続いていることから、肺の炎症は十分に治まっていないと思います。治療がきちんとできるように引き続き観察が必要だと考えました。休息しながらDちゃんが遊びたいときにベッド上でできる遊びをする計画を続けていきたいと考えています。

c 指導を受けた場合の対応方法

報告をした後には、指導者から質問を受けたり、ほかに必要な観察などを指導される場合があります。急に質問を受けると学生によっては、間違いを指摘されたとか、不足をとがめられたと感じて委縮してしまうことがあります。適切な答え方を心得ておくことで、不安な気持ちを乗り越えられる可能性もありますので、対応のヒントを例で示します。自分の不足部分を振り返り、追加の学習をすることで、理解がより深まります。

前ページの事例・肺炎の2歳児のバイタルサイン測定の結果報告に対する指導として読んでください。

事例 **観察不足の点を指導され、情報収集のうえ再度報告**

指導者：（子どもは）咳が多くて眠れなかったとお母さんは言われたようだけど、実際にどのくらい寝ているのかな。お昼寝はしていなかった？ 2歳だとどのくらいの睡眠が必要だったかしら。

学生：睡眠時間については十分に聞けていませんでした。2歳児に必要な睡眠時間も今すぐにはわからないので、教科書で調べて夕方に報告します。

〈学生は夕方までに学習するとともに親にも確認し、午後に報告した〉

学生：2歳児にはお昼寝が1回は必要で、1日に11～14時間の睡眠が必要だとわかりました。Dちゃんは、熱も高く咳もあるので体力を消耗していて、ふだんよりも睡眠が必要だと思います。お母さんに聞いたら、入院してからはお昼寝をたくさんしているようでした。夜は咳で目が覚めることが3回くらいあったそうですが、またすぐに寝ついているので、10時間くらいは寝ていて、お昼寝は2時間以上しているようです。

指導者：睡眠時間について、学習したうえで情報が詳しくとれてよかったですね。情報をきちんと把握することで、遊びの時間と休息の調整も予測できるから、いい学習ができましたね。

学生：はい。これからはお昼寝時間も聞いた上で、遊びのタイミングを考えます。

2 教員には何でも相談してよいのか、どういう指導の受け方がよいのか

教員は、学生が実習の目標に到達できるように、学習を支援する役割をもっています。そのため、基本的には何でも相談してもかまいません。しかし、時には「自分で考えなさい」と言われることもありますね。教員が、どういう意図で学生を支援しようとしているかは、学生にはわかりにくい場合もあります。どのように教員との関係を築いていけばよいか戸惑う場合もあるかもしれません。学習に役立つ相談の仕方や指導の受け方を示します。

a 行動計画やケアに悩んだときの相談

自分がその日に行う行動計画やケア方法については、指導者に報告する前に、できるだけ教員と相談しておくとよいですね。自分が気づかなかった点や追加で学習するとよい点について、教えてもらえる場合があります。特に悩んでいる場合には、早めに相談しましょう。悩んでいる場合には、ここまでは理解できているということを説明したうえで、今はどんな点になぜ悩んでいるかを明確にすると教員は指導がしやすくなります。教員の指導の意味がわからない場合には、わからないことをきちんと伝えることで追加の説明をしてもらえます。なんとなくわかったようなわからないような状態のまま学習を進めることは、効果的な学習とならない場合があります。教員と学生のディスカッションはとても大切です。教員も試行錯誤しながら、一緒に考えることが役割ですので、自分の考えていることを言葉で表現して相談してみましょう。

事例 **ケアのタイミングについて悩み教員に相談**

肺炎の2歳児を受けもっている学生は、清拭のタイミングについて悩んでいた。この子どもは、午睡の時間がバラバラで、午前中に寝てしまうこともあれば、午後から寝ることもあった。1日目は、母親の希望で午後に清拭をしたが、2日目は指導者から午前にすることを提案され、どちらがいいのか判断できず悩んでしまい、教員に相談した。

学生：先生、清拭をいつの時間にしたらいいか悩んでます。1日目は、お母さんから「お昼寝の後に汗をかくから清拭はお昼寝の後にしてほしい」と言われて午後からにしたんですけど、今日は、指導者さんに、午後からするという計画を説明したら、「午前中の機嫌のよいときにしたほうが気持ちよく1日を過ごせ

る」って言われたんです。午前にしたほうがいいんですか。指導者さんの言うこともわかるけど、お母さんの希望もあるし、どちらが正解なのかわからないです。

教員：自分の1日の行動計画をあらかじめ立てておくことは大切なことだけど、子どもの場合、スケジュールは必ずしも予定どおりにいかないから、臨機応変でかまわないと思うけど。

学生：その臨機応変というのがわからないんです。何が臨機応変なんですか？

教員：臨機応変というのは、状況によって変更してもかまわないということよ。どちらにするかを決めておくと、指導者さんも予定が立てやすいとは思うけど、お母さんや子どもと相談してから決めるという方法もありますよ。どっちが正解ということはないので、指導者さんには「午前中に気持ちよくしてあげたいと思いますが、いつ機嫌がいいかわからないし、お母さんの希望もあるので、時間はお母さんや子どもと相談してから報告します」と説明したら、どうかしら。

学生：なるほど。それなら納得できます。必ず、この時間にするって言わなくてもいいんですね。じゃあ、行動計画には「午前もしくは午後に清拭」って書いておいて、お母さんと朝のバイタルサイン測定のときに相談することと、機嫌によって変更することもあると書きます。

b　記録指導の受け方

学生には、看護過程や見学の記録など実習中の課題が多く、誰もが悩みながらとおる道です。課題を繰り返し行うことによって理解が深まり、看護計画も充実し、観察視点が広がるなどアセスメント能力が向上します。しかし、実際には記録を期日までに整えて指導を受けることに負担を感じる人も多いでしょう。

ここでは、記録の課題を効果的に活用していく方法を説明します。

記録がいつもギリギリになってしまう

どれくらいの課題であれば、どのくらいの時間がかかるかを自分なりに想定して、ギリギリの提出にならないように、計画的に取り組むことが大切です。また、いつまでにどの課題を提出すべきなのか、自分の実習の進行に合わせてどの記録をいつまでに進めるとよいかを教員にきちんと確認しておきましょう。

理解できたところとわからないところを説明しながら指導を受けよう

教員は、学生の理解できていない部分がどこかを考えながら指導していますが、学生からの説明がないと何に困っているのかがわからず、何を教えるとよいかがわかりません。そのため教員は、学生にいろいろな質問をしたり確認をしたりして、どこまで理解できているかを把握しようとします。適切な指導を受けるためには、学生自身からどこまで理解できてどの部分がわからないかを説明することが効果的です。

何をどのように記録したらいいのか、記録の書き方がわからない

「記録の書き方がわからない」という声を学生からよく聞きます。看護過程を含め、多くの記録は決まった文章の書き方があるわけではありません。記録が書けないと言っている学生の多くは、口頭では説明することができます。文章が書けないと思ったときは、まず、友達に説明するような気持ちでメモをしたり、箇条書きにしてみましょう。実際に紙に書いて目で見てみると、どこから文章を書き始めるとよいかがわかることがあります。教員は学生がどこに注目しどのように考えているのかを知りたいと思って記録を読んでいます。どの順序で説明すると理解してもらいやすいかを考えて、文章を書いてみましょう。

❷ グループでの協働学習の効果的な方法

学生の実習はグループでの協力が重要になります。グループメンバー間の関係性がよいと、実習での学びも相乗効果があり、よい実習成果が得られます。小児看護学実習の場合、どのような協力をすると効果的になるかを下記に示します。

1 実習中にはグループメンバーとどんなことを協力すればよいのか

どの領域においても、実習での学びをグループで共有することは大切ですが、小児看護学実習の場合、グループメンバーがさまざまな発達段階の子どもを受けもつため、各自の学びを共有することで、異なる発達段階の子どもの様子を知ることができます。受けもちの子どもによっては、一人でケアをするよりも、複数人でケアを行うほうがスムーズでうまくいく場合も少なくありません。協力するとよい場面について以下に説明します。

a　ケアに困ったときにグループに相談

ケアの方法や内容について迷ったときは、いろいろな人からアイデアをもらうこと

がよい場合があります。個人情報を流出させないように、相談する場所などは十分に注意する必要がありますが、実習中にはさまざまな情報を共有し相談しながら考えることで、お互いに学びやすい環境をつくることができます。

> **事例 遊びの提供に迷ったときの相談の例**
>
> 肺炎で入院した子どもを受けもった学生は、回復期に入り遊びたがっている子どもへの遊びの提供に悩んでいた。子どもは利き手に点滴が留置されており、手を使う遊びは難しそうであった。ほかのグループメンバーがどんな遊びをしているかを聞いてみると折り紙やトランプなどで、受けもちの子どもにはできそうもなかった。すると、メンバーはいろいろなアイデアを提供してくれた。絵本、紙芝居、風船遊び、シール貼り、双六（すごろく）、かるたなど、多くの案が出た中から、ゲーム好きの子どもに双六を提案してみた。子どもと相談しながら好きなキャラクターで双六を作り、一緒に楽しく遊ぶことができ、子どもの遊びたいという欲求をかなえ、ストレスを解消することができた。

b 各自の援助のスケジュールや指導者の動きなどの情報の共有

指導者はいつも忙しそうなので、学生は声かけのタイミングに迷うことがあります。そんなときには、グループメンバー同士で情報を共有して声をかけるとよい場合があります。前もって、グループメンバー間で援助内容や援助予定時間などの情報を共有しておき、指導者の動きを予測できるように協力し合うこともいいですね。「指導者さんは今検査の介助に入っている」「今から点滴の準備をすると言っていた」などの指導者の動きも、自分が把握したらお互いに教え合うようにするとグループメンバーも助かります。報告をしているメンバーの次に自分が報告したいときには、それを指導者に伝えると、指導者も学生の動きが予測しやすくなります。このように、自分のタイミングだけで考えるのではなく相手に何を理解してもらえるとよいのかを想像しながらグループ間で情報を共有しておくと、お互いの動きが予測しやすくなり実習がやりやすくなります。

2 効果的にカンファレンスを行うためにどうしたらいいか

カンファレンスは学生にとって、緊張感の高い時間になることが多いようです。事前にきちんと準備をしておくことで、実りあるカンファレンスにすることができます。特に、緊張しやすい人は、以下の準備をしておくことをお勧めします。

a　カンファレンスの目的を理解しグループメンバーで共有しておく

　このカンファレンスは何のために行われ、何について話し合うのかを理解し、グループ内でしっかりと共有しておきましょう。カンファレンスは時期や学校によって目的が違いますので、実習要項を熟読したり教員と打ち合わせをしたりして、何を学ぶためのカンファレンスなのかを共通理解しておきましょう。実習で行われる一般的なカンファレンスの種類と目的を**表4**にまとめました。

表4　カンファレンスの種類と目的

種類	実施時期	目的	例
ショートカンファレンス			
	毎日の実習終わり	1日の実習を振り返って学びをまとめ、翌日の実習に活かすようにする	本日実施した援助について、自分の振り返りをした後に、グループメンバーや教員、指導者から意見をもらって、翌日の援助に活かす
	軽微な問題があったとき	グループで話し合うことが必要な問題について、情報を共有したり相談したりして課題解決を図る	物品の使い方や連絡の方法などに齟齬が生じた場合に、グループで情報共有をして、今後の実習がスムーズに行くように話し合う
中間カンファレンス			
	実習中間の時期	実習期間の中間でこれまでの実習内容を振り返り、後半の実習に活かせる学びや課題の整理を行う	実習前半にグループメンバーが受けもった子どもについて報告し合い、それぞれの援助の方向性を話し合ったり、指導者から助言を受けたりする
	テーマを決めて話し合う必要があるとき	何等かの課題を解決する必要がある場合、もしくはテーマを決めて話し合うことで学びを深める必要がある場合に、目的を明確にして行う	悩んでいるグループメンバーの課題について話し合ったり、実習でのトラブルについて、グループ内でどういう対応をすると良かったのかを意見交換し共有しておく

（表4つづき）

種類	実施時期	目的	例
最終カンファレンス			
	各施設の実習の終わり	各施設での実習経験を振り返り、学びをまとめて共有する	病院実習で経験したことから、小児看護として何を学ぶことができたのかという意味を考えて、各自で発表し意見交換する 実習で学んだことの中で、グループで共有して話し合いたいと思うテーマを決めて話し合う
	小児看護学実習の全実習の終わり	実習全体の学びを振り返り、今後の他領域での実習や自分の看護活動に活用できる学びとしてまとめる	それぞれの施設での学びを統合し、小児看護として、大事なことは何であるか、今後の自分の看護に活かせることは何かを各自まとめて、意見交換をする

b　カンファレンス内の役割をしっかりと決めておく

カンファレンスには、司会・書記・タイムキーパーなどの役割があります。お互いに役割を理解しておくと効果的なカンファレンスになります。

司会：カンファレンスの進行役です。どのような段取りやテーマで話し合いを進めていくかは、事前にグループメンバーと相談しておきましょう。たとえば、事例について話し合う場合には、誰が事例を紹介し、その後どのような順序で話し合いをするかを決めておくなどです。順序を決めないほうが話しやすい場合には臨機応変に行ってもかまいません。その場合には、話題がずれないようにお互いに注意する必要があります。

書記：カンファレンスの記録をとる係です。どのような記録が必要かを事前に教員と打ち合わせておきましょう。何もかも記載していると、書記は話し合いに参加することができなくなります。必要なことをメモしておいて、あとから文章にまとめる方法もあります。

タイムキーパー：時間内に話し合いを終えることができるように調整する役割です。司会と協力し合って、全体の時間を把握しながら時間管理をしましょう。一人の発表時間が決まっている場合には、何分になったらどのように知らせるということをメンバーと決めておきましょう。

c　グループメンバー全員が気軽に意見を言える雰囲気を日常的につくっておく ……

役割をもった人だけに任せるのではなく、グループ全員が協力する姿勢をもってカンファレンスを行うことが、有効なカンファレンスの一番重要な点です。常日頃から発言しやすい雰囲気をつくっておくことも重要ですし、カンファレンスでは、どんな意見も受け入れながら、お互いが積極的に自分の考えを言えることが大事です。緊張してしまう人は、事前にノートなどに発言できそうな内容をまとめておくことも一つの方法です。

③ 実習中の振る舞い方

実習中の振る舞い方については、教員や指導者に注意を受けることがあるかもしれません。消極的な態度だと思われ注意を受けたとしても、自分ではどうしてよいかわからないこともあるでしょう。小児看護学実習でよく注意を受ける2点について説明します。

1 「ベッドサイドに行きなさい」と言われても行きづらい

指導者や教員から「ベッドサイドに行きなさい」と指摘を受けている学生が時々います。これは、病室に行ってコミュニケーションをとると、カルテからは得られない情報収集や、関係性ができるというメッセージです。学生自身も行ったほうがよいとは思っていても、なかなか行くタイミングが掴めなかったり、勇気がもてないこともありますね。

一人で病室に行きにくい場合は、スタッフや保育士がいる機会に一緒に入ってもよいかお願いする、教員や指導者に仲介をお願いする、まず母親と話をしてみるなどが考えられます。タイミングが掴めない場合には、1日のスケジュールを母親に聞いてみる、繰り返し病室の様子を伺ってみる、指導者に相談するなどが考えられます。一人で悩んでいないで、まずは誰かに相談してみましょう。実際に行ってみると、気づくことはたくさんありますので、いろいろな機会をみつけて訪室してみましょう。

事例　白血病の3歳児の部屋に行きづらかった学生

学生は、3歳の子どもとの付き合い方が想像できず、白血病という重篤な病気の子どもの母親はどんな気持ちなのかを想像すると、なかなか病室に足が向かず、カルテからの情報収集を詳細に行っていた。すると、もっとベッドサイドに行ってはどうかと指導者に言われた。教員に相談すると、まずは一緒に行こうと言われ、教員とともに訪室した。

〈この例について、2つのよくあるパターンをみてみましょう。〉

子どもがすぐに話しかけてきた場合

母親は静かに本を読んでいたが、子どもはベッド上で遊んでいた。学生が「こんにちは」と挨拶をすると、子どもはすぐに絵本を示して話しかけてきた。ベッド周囲の持ち物や絵本・おもちゃをみると、くまのプーさんがたくさん置いてあった。子どものほうから次々に話しかけてきたので、「プーさんが好きなの？」と聞くと、プーさんのことを盛んに教えてくれた。母親も「今は、プーさんに夢中です」と笑顔で教えてくれた。教員は学生に「プーさんのことをたくさん教えてもらったら？」と言って退室した。それからしばらくの間、子どもや母親とプーさんの話をしたが、一部のおもちゃは父親が買ってきてくれたことを聞くなかで、白血病と聞いてからの家族の気持ちや子どもがプーさんを持っていると安心することなどを聞くことができた。

子どもがすぐには話に乗ってこなかった場合

訪室して学生が挨拶すると、母親は挨拶をしてくれたが、子どもは母親の陰に隠れた。すると、教員は「恥ずかしいのね。お母さんとちょっとお話させてね」と言って母親と話し始めた。教員は母親に入院したときの様子などを聞き始めたので、学生も一緒に話を聞いていた。ベッドサイドにくまのプーさんのおもちゃや絵本がたくさんあることに気づいた。学生が「プーさんが好きなんですね」というと、母親は子どもがプーさんを病院に持っていきたいと言ったことや、父親が入院する子どもを心配して新しくプーさんの人形を買ってきたと話してくれた。学生がさりげなく子どもをみていると、子どもがこちらを見たので、「プーさんかわいいね」と話しかけた。すると、子どもは人形をさっと抱きしめたので、母親が「お姉さんにも、プーさん見せてあげたら」と言ってくれた。子どもが、ゆっくりと人形を見せたので「お姉さんも、プーさん大好きだよ」と返すと、子どもはこれもあるよという感じでプーさんの絵本を差しだしてきた。学生は、子どもの大好きな物を見せたい気持ちを汲んで関わる方法や、親と話すことで関わりの糸口が掴めることを学べた。

どちらの場合も、ベッドサイドに足を運んだからこそ、子どもや親の気持ちを知ることができ、子どもとの関わり方を知ることができました。この子のために何かしたいという気持ちも湧き、母親にもかまえることなく普通に話していけばよいことを体験できました。

2 スタッフが行ったあとに、私が同じことをする必要があるの？

学生が自分で観察を行わなくても、受けもち看護師が別の時間に観察してカルテに記入がしてある場合や、指導者と一緒にベッドサイドへ行ったときには、指導者が観察をするという場面があります。そのため、「観察は看護師がしているのだから、学生である自分は観察しなくてもいいのでは……」とか、「看護師がすでに行っているのに、同じことを自分がすると子どもが変に思うかもしれない」と考える学生が時どきいるようです。

受けもち看護師は、その子どもの担当として責任があるので、学生の観察の報告だけを鵜呑みにして、自分が観察しないということはありません。それでは、学生が観察する意味はどこにあるのかという疑問をもつ人がいるかもしれません。

学生の観察は、自分自身が子どもの観察ができるようになるという学習目的とともに、チームの一員として自分も責任をもって観察するという役割があります。実習では、看護師が気づかない部分を学生が見つけることも少なくありません。毎日顔を見せる学生だからこそ、見せてくれる表情や話してくれる内容もあることでしょう。実際に自分で観察を行ってみると、カルテで得ただけの情報よりも、もっとたくさんの情報を得られる場合も多いものです。実際に気づきを得た学生の事例を見てみましょう。

事例 **自分でもバイタルサイン測定をしたことで、気づきを得た学生**

2歳3か月の子どもを受けもった学生は、バイタルサイン測定を自分で行わず、カルテ上の記録を参考にして記録を書いていた。指導者から「自分では測定しないの？」と聞かれた際には、「自分が測定しようと思って訪室したら、お母さんから、受けもちの看護師さんが測定したと言われたので、必要はないと考えて測定しませんでした」と答えた。指導者から「少し時間をおいてから測定してもかまわないですよ」と言われたが、受けもち看護師がうまく測定しているのに、学生の自分がへたな手技でやることはないと考えて行わなかった。翌日、教員からも測定を自分でしていないと指摘を受け、やってみることに価値があると説得されて、受けもち看護師が行う前に自分で測定してみることにした。実際に測定すると、思った以上に脈拍も呼吸も速くて驚いた。また、2歳児はじっとしていてくれないので自分には測定できないと思っていたが、母親が上手にあやしてくれたので、測定は思ったよりもスムーズにできた。母親は、「入院してから何度も行ううちに、慣れてきて上手になったのよ」と教えてくれ、2歳児だからといって必ずしも難しいわけではなく、2歳児なりに理解してできるという子どもの特徴がわかった。測定結果を親に説明したあとには、親が安心した様子も観察でき、自分でバイタルサイン測定をする価値を知ることができた。

④ 学習を深める振り返り（リフレクション）の方法

専門職としての学習を進めていくうえで、振り返りはとても重要です。看護教育の中では、振り返りはリフレクションとほぼ同義で使われることが多いのですが、単に過去のことを思い起こし反省をするということではありません。自分が行ったこと考えたことについて順を追って整理し、その意味を考え、新たな気づきや学びをまとめて次の学習やケアに活用していく思考方法です。ここで得た学びや気づきをグループで共有することで、一人の成果ではなくグループとしての収穫になり、お互いに高めあっていくことができます。

振り返り（リフレクション）の方法にはさまざまな方法がありますが、看護学生にとって使いやすいギブス（Gibbs G）のリフレクティブサイクル[2)]を使った方法を**表5**に紹介します。ギブスは、リフレクションを表5のように6つの段階に分けて説明しています。これらの段階を順番に振り返ることで、次に使える学びとして意識化することができます。

表5 ギブスのリフレクティブサイクル

段階	問い	内容
1　記述描写	何が起こったのか	いつ・どこで・誰が・何をして・どのようなことが起こったのか（WHY を除く4W1H）という実際に行った事象を端的に詳細に記載する
2　感情	何を考え、感じたのか	その時に自分が何を感じたのか、どのようなことを考えていたのかという自分の感情を記載する
3　評価	この経験の何が良くて、何が悪かったのか	起こった出来事について、良かった点、悪かった点はどこなのかを考えて記載する。結果の成否ではなく、経験としてどうなのかを考える。悪い結果でも何かを得ているはずと考えて記載する
4　分析	なぜそのような状況になったのか	上記の記載から、起きた事実や自分が行ったことは、なぜそうなったのかを色々な方向から考えて記載する。個人の要因のみではなく、環境や他者の状況など、色々な側面から考える
5　結論	この経験から何が学べたか	分析をふまえて、この出来事から学んだことをまとめる
6　行動計画	もし、また同じ状況になったらどうするか	評価をふまえて、また同じような状況が起こった場合には、どのように対処したらよいかを考えてまとめておく

メラニー・ジャスパー，中田康夫・光成研一郎・山崎麻由美監訳：ナースのための反省的実践－教育と臨床をむすぶ学びのコア．pp.103-107，ゆみる出版，2014．を参考に作成

1　ケアのあとの振り返り

ケアのあとには教員や指導者とともに振り返りをすることで、次のケアにいかす学びを得ることができます。ケアの方法だけではなく、子どもの反応や自分の行動についても振り返りをしましょう。ギブスのリフレクティブサイクルを使った振り返りの例を記載しました（**表6**）。2歳の肺炎の子どもを受けもった学生の例です。

表6 ギブスのリフレクティブサイクルを使ったケアの振り返りの例

段階	問い	内容
1 記述描写	何が起こったのか	2歳児の回復期のＡちゃんの清拭を母親と一緒に行った。指導者に一緒に来てもらい、助言をしてもらいながら行った Ａちゃんはおもちゃで遊んでいたが、「身体をふきふきしてもいい？」と聞くと「うん」とうなずいたので、準備を行って部屋に行った。実際に服を脱ぐように促したところ、嫌だと言い出し、おもちゃを投げ捨てて泣き出した。私は驚いて、急いでおもちゃを拾って「ごめんね、やりたくなかったの？」と言ったが、母親が「食事前だし機嫌悪い時はいつも泣くから、やっちゃってください」と言われたので、そのまま母親と協力して清拭を行った。指導者と一緒にあやしながら行ったが、Ａちゃんは半分泣きながら行うことになった
2 感情	何を考え、感じたのか	泣きやまない中で行うことになったので、可哀そうだなと思ったし、泣きながらでも必要があるケアだから仕方ないと思いながらやっていた。できるだけ早く済ませてしまおうと焦っていたが、こんなやり方で大丈夫かなと心配な気持ちで行っていた。あやしながら行ったので、無理やりな感じではなく行えたかなとは思った
3 評価	この経験の何が良くて、何が悪かったのか	昨晩は汗を沢山かいたと聞いており、清拭はこの子にとって必要なケアだったため、泣きながらでも行えたことは良かった。午後からは昼寝をしてしまうと思って、午前中に行う計画にしていたが、泣きながら行うことになってしまったため、安楽なケアにはならなかったし、泣くことで余計に汗をかいてしまったため、皮膚を清潔にする目的を達成できたかはわからない。でも、経験したことで、子どものケアの難しさはよくわかった。自分の考えだけでケアの時間帯を決めていたことはよくなかったと思う
4 分析	なぜそのような状況になったのか	いつも、どういう状況で清拭を行っているのかを把握していなかった。母親は「いつも泣くから」と言われたので、そういうものかなと思ったが、後から聞いたら、遊びを中断されるといつも怒っているということであった。特に食事前やお昼寝前は機嫌が悪いということで、機嫌の悪い時間帯に行ったこと、遊びを中断することになったことから、今回の状況が起こったと思う。また、自分の要領が悪くてもたもたしていたため、余計に手間取ってしまったと思う。母親も疲れていて、早く済ませてほしいという印象だったので、焦ってしまったと思う

（表6つづき）

段階	問い	内容
5　結論	この経験から何が学べたか	事前に情報を収集して子どもの生活の状況をアセスメントしてから実施のタイミングを考える必要があることがわかった。また、今回は母親にも十分に情報を伝えたり、相談したりしていなかったので、事前にしっかりと相談する必要があることもわかった。また、清拭の手順についても頭に入っていなかったので、事前にシミュレーションするなど、準備をきちんとする必要があることもわかった
6　行動計画	もし、また同じ状況になったらどうするか	明日からの清拭では、機嫌のよいタイミングを考えて、母親と十分に相談してから実施する。本日の状況から考えると、朝食を食べてゆっくりしている朝の早い時間帯か、午睡後が適切であると考えられる。実際に行う前には、子どもの機嫌の様子をよく観察し、母親ともよく相談して行うこととする。明日までに、清拭の手順を復習し、イメージトレーニングも繰り返しておく

2 見学後の振り返り

見学後には、見学したことの意味をしっかりと振り返ってまとめておくことで、学びを充実することができます。振り返りとして、実際に見学した内容、自分の考えたことや感じたこと、学んだことは何だったのかという3点でまとめてみました（**表7**）。

p.99表2で記載した白血病の4歳児の骨髄穿刺を見学した場合の振り返りの例です。これは、かなり詳細な振り返りですので、実際にはここまで記載することはないかもしれません。しかし、この例をヒントにすると、見学内容をじっくり振り返る大切さがわかると思います。

表7 白血病の4歳児の骨髄穿刺見学の振り返り例

	見学した内容	考えたことや感じたこと	学んだこと
検査前	・見学前日に冊子を使って親子に説明がされ、検査は2回目ということで、子どもは乗り気ではない様子であったが、素直に指示に従って検査室に移動した ・検査室から子どもの好きなアニメの音楽が聞こえたら、さっと入っていった。看護師は一緒に歌いながら、子どもを寝かせていた。クマの人形を子どもが抱きかかえていたので、枕の側において、「一緒にねんねして頑張ろうね」と声かけしていた ・点滴から麻酔薬が入れられて、子どもが眠そうになったら、母親は退室をしていたが、看護師は検査が終わったら呼ぶことを説明していた ・子どもがしっかり眠ったことを確認してから、看護師と医師で、うつ伏せに寝かせていた	・歌が聞こえたら、さっと入っていったので、好きな音楽は子どもの気持ちをひきつけると思った ・看護師は、子どもにも親にも緊張させないように声をかけていて、不安にならないように配慮していると思った ・事前に説明がされていることで、嫌そうだったが4歳児なりに理解している様子だった	・子どもが理解できる説明は事前にしておくと効果がある ・嫌なことでも子どもが頑張れるように工夫することで、頑張ることができる ・親も安心できるように配慮する必要がある
検査中	・看護師は一人が物品などを渡していて、一人は子どもの側に付き添って心電図やS_PO_2のモニター、呼吸の様子に気を配っていた。S_PO_2の値が少し下がった時には、すぐに医師に報告していた。94％まで下がったら、酸素投与をするように医師が指示していたが、そこまでは下がらなかった。後から聞いた話では、ベッド柵のない処置台なので、一人は必ず側に付き添って、転落がないように常に気を付けているということであった ・医師の指示に看護師はすぐに消毒や針を渡していて、検査技師ともスムーズにやり取りしていた ・針を穿刺する時に、少し身体が動いたが、他はずっと子どもは寝ている様子だった ・針を抜いた後には、すぐにガーゼで押さえていたが、止血しにくいから長く止血が必要だと医師が看護師に説明していた ・検査が終わった時には、医師が肩をたたいて「終わったよ」と子どもに声を掛けていたが、ぼーっとしている様子で、またすぐに目を閉じて眠っている様子だった	・呼吸や心電図の様子は常に注意されていると思った ・転落の危険性があるとはそこまでわからなかったが、危険を予測する必要は絶対あると思った ・医師や検査技師との連携がスムーズで、お互いによくわかっているのがすごいと思った ・前回は動こうとしたという情報があったが、今回は少し動いただけで、無事に終わって良かったと思った ・血小板も低くなっているので、止血を長くする必要があるのだと思った	・検査中は、常に呼吸や循環に気をつける必要がある ・転落しないように注意する必要がある ・検査の流れを頭に入れておかないと介助はできない ・必要な検査データを把握しておくとよい

（表7つづき）

	見学した内容	考えたことや感じたこと	学んだこと
検査後	・検査後は、看護師と医師が協力してストレッチャーに乗せていた ・病室に連れていって、看護師と母親でベッドに移動した。母親に検査中の様子を説明したら、笑顔がみられた ・1時間くらい安静が必要なので、目が覚めても1時間くらいはベッドに寝かせておいてほしいということと、もし出血しているようだったら早めに教えてほしいということを、看護師が母親に説明していた ・バイタルサイン測定と止血したガーゼ部分を確認していた。バイタルサインは問題ないと母親に説明がされていた。バイタルサイン測定中は、少し手を動かすような様子があったが、子どもは寝ている様子だった	・検査後の状態はきちんと見ないといけないのだと思った ・母親に検査中の様子を説明することで、母親も安心できると思った ・子どもは寝ていたので、検査後の安静はしばらく守れるだろうと思ったが、母親にきちんと説明することは大事だと思った ・止血のことは、一番心配なため説明がされたと思った	・検査後の状態はきちんと把握する ・待っていた母親の気持ちを考えた対応を行う ・母親にも注意してほしいことをきちんと説明する必要がある

3　1日の実習の振り返り

1日の実習の振り返りでは、その日に経験したこと、考えたことから、何を学んだのかを整理して、翌日の実習にいかします。一つひとつの実施経験や見学経験、グループメンバーとの意見交換、指導者や教員から助言を受けたことなどをメモしておき、その日に最も学んだと思ったことをきちんと振り返りの用紙に記載しておきましょう。心にとどめておくだけでなく、家でもう一度振り返りをすることで、自分の学びがしっかりと定着していきます。

事例　母親との関わりから気づいた子どもの特徴を翌日の実習に活用する

腎移植をした5歳児。腎移植後は尿量、バイタルサイン、浮腫の有無、水分摂取量などの観察から腎機能の状態を把握するとともに、痛みや出血、感染予防などの術後の観察が大事だが、子どもはふざけてばかりでなかなかバイタルサイン測定や必要な情報収集ができなかった。気を紛らわしたり遊んだりしながら何とか行っていたが、子どもの気持ちを知る出来事があり、その日のカンファレンスで発表した。

学生：私はこれまで、腎移植後の状態を把握しなければという気持ちが強く、ふざけてバイタルサイン測定などをしてくれない子どもに困っていました。今日、お母さんが2日ぶりに面会に来たときの様子を見て、子どもの気持ちをもっと考えてあげないといけないなと思いました。ふだんは妊娠中のお母さんに変わっておばあちゃんが付き添っているんですが、お母さんが来たときにすごく喜んで抱きついて、赤ちゃんみたいに甘えていたんです。お母さんから「落ち着かない子で迷惑かけていますね。おばあちゃんからふざけてばっかりだと聞きましたけど、病気で我慢することが多いからよけいにふざけているのかもしれません。ごめんなさいね」と言われて……。子どもの我慢している気持ちに気づいていなかったです。腎臓の手術でいろいろと我慢しなければならないのに、お母さんに会えない我慢もあるし、ふざけているのはストレス反応ではないかと考えました。明日からの看護計画では、我慢して頑張っている子どものこともほめながら情報収集を行う方法を考えたいと思います。

発表後、グループメンバーや指導者からも助言をもらい、子どものストレスを軽減できる方法を考えることとしました。

4 実習全体をまとめる振り返り

実習では、さまざまな経験から学んだことを座学で学んだ知識と結びつけて、小児看護として重要なことはなんだったのかを整理します。学びを整理しておくことで、他領域の実習への活用ができたり、自分の看護観を深めたりすることができる学びになります。それぞれのケア・見学からの学びや、複数の施設での学びを統合して、実習全体として学んだことをまとめておきましょう。

実習のまとめは、看護師養成校によってさまざまな方法があります。カンファレンスで学びを発表し合ったり、レポートで学びをまとめたり、教員との面談の中で学びを整理していくという方法もあります。どのような方法の場合でも、自分の経験から得た学びを知識と統合して考え、今後の看護に活かせる学習成果として自分の中にとどめておく必要があります。実習で学んだ学習成果をグループメンバーと共有するとさらに広く深い学びになり、看護の糧としてお互いに高め合える機会となります。

以下に、実習のまとめをした学生の例を示しました。先のギブスのリフレクションの方法をここでも参考にしています。自分が体験したこと（①の記述描写）と、感じたこと（②感情）を一緒に記載しながら、その体験がよかったと思った（③評価）のはなぜかを考え（④分析）、この体験から学んだこと（⑤結論）をまとめ、ほかの実習にも活用できるか（⑥行動計画）を記載しました。

事例　乳児の観察の体験から、観察の重要性を再確認した学生

腹部の手術を行った8か月の乳児を受けもった学生。毎日関わる中で、だんだんと観察ができるようになり、小児看護における観察の必要性を体験的に学ぶことができた。その学びをレポートにまとめて発表した。

小児看護学実習での学び

私は、小児看護学実習で8か月の乳児を受けもちました。乳児は言葉での表現ができないため、最初は、どのように術後の痛みや苦痛を観察すればよいか悩みました。術後、バイタルサインの値や子どもの日常生活の様子から体調を判断していましたが、お母さんからの情報に頼ることが多く、自分では子どもの状態を把握できないと感じていました。しかし、毎日、関わっていく中で、ちょっとした動きを嫌がる様子で痛みがあることが予測でき、手術後だんだんと寝返りをする回数が増えたり、座っている時間が長くなったりするなど、子どもの行動をよく見ていると痛みの変化がわかるということが理解できました。また、眠くなる前や空腹の時は機嫌が悪くなる様子などを感じることができるようになってきました。〈ここまでが①記述描写と②感情〉

これができるようになったのは、毎日、お母さんの話を聞きながら細かく観察したためだと思います。お母さんは、子どもの反応の意味がわからないときに説明してくれましたので、だんだんと機嫌が悪いときの反応がわかるようになりました。また、清拭の後には、指導者から拭き方によって嫌がる様子があることを教えてもらい、痛みを把握するための観察項目が足りないと思って、教科書を見ながら細かく考えて観察をするようにしました。乳児の身体の特徴も理解したことで、乳児の場合、術後の脱水や感染予防など、成人以上に注意する必要がある観察内容や観察方法を学習することができました。〈ここまでが③評価と④分析〉

私は、これまで小児看護では細かな観察が必要と授業で学んでいましたが、どこまで細かく観察するとよいかということは理解していませんでした。今回の実習をとおして、細かく観察するということは、子どもの表情、動き、機嫌などの非言語的な情報を察知して、バイタルサインや症状、生活の流れなどと結びつけ

て観察していくことだと学びました。〈⑤結論〉

これまでの実習では成人が対象で、言葉での情報に頼っていましたが、小児看護学実習をとおして非言語的な観察を細かくする必要性を学んだので、今後は言葉だけではなく、さまざまな情報を察知できるように観察していきたいと思います。〈⑥行動計画〉

【文献】
1）仁志田博司編：新生児医療とあたたかい心．新生児学入門第５版．pp.99-107，医学書院，2021．
2）メラニー・ジャスパー，中田康夫・光成研一郎・山崎麻由美監訳：ナースのための反省的実践－教育と臨床をむすぶ学びのコア．pp.103-107，ゆみる出版，2014．

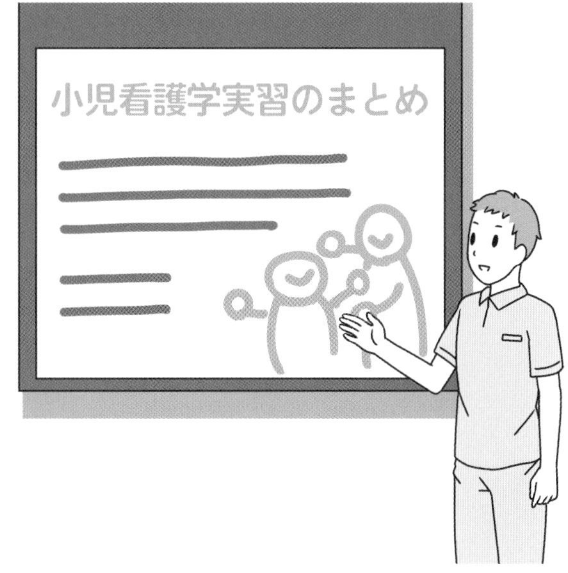

第4章

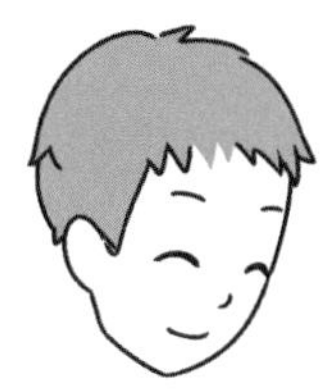

日常生活を送る場で小児看護を学ぶ

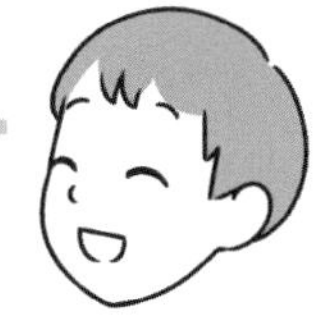

病院など医療機関とは異なる子どもが日常生活を送る場での実習って、どんな実習をするのでしょうか。小児看護は子どもとの関係づくりから始まるため、子どもの行動の特徴をふまえた対応について説明します。また、学校など教育の場での実習を理解しやすいように、授業の見学の視点、特別支援学校での医療的ケア児の過ごし方、教職員とのかかわり方を紹介します。

1 保育所・認定こども園・幼稚園での実習

❶ 実習目標と実習内容

子どもが日常生活を送っている保育所・認定こども園・幼稚園での実習はどんなことをするのでしょうか。実習目標・実習内容の一般的な例を以下に示します。

1 実習目標

発達段階の異なる子どもが集団生活を送っている保育・教育の場において、成長発達および日常生活援助の観察・実施をとおして子どもへの具体的な関わり方を理解する。

2 実習内容

それぞれの看護師養成校や実習施設の状況により実習方法は異なりますが、多くの場合、各学級に数名の学生を配属します。実習期間中に同じ学級での体験とする場合や、学級をローテーションして異なる年齢を体験する場合があります。同じ学級に配属される場合には、子どもの様子を深く知ることができ、子どもの日々の変化を感じたり関係形成ができやすくなります。一方、異なる年齢に入ると、子どもの成長発達の違いを理解しやすくなります。いずれの実習方法でも、指導者に質問したり、学生同士でカンファレンスの議題にあげ、子どもの発達段階による指導や成長の違い等の情報を学生同士で共有をするとよいでしょう。

① 子どもの基本的生活習慣の獲得や自立への保育士・教諭の関わりを観察する。
② 子ども同士の関わりを観察し、運動機能、心理、社会性の発達過程を把握する。
③ 多くの子どもと触れ合い、子どもとのコミュニケーションのとり方を学ぶ。
④ 実習施設における安全・感染管理を理解するために、保育士・教諭が行う日々の管理方法や子どもたちへの指導を見学する。

また、保育所・認定こども園・幼稚園（以下、「保育教育関連施設」と略す）での実習では、子どもは学生を「実習生の先生」という立場で見ているので、先生としての学生の言動をよくまねします。言葉遣い、箸や鉛筆の持ち方、礼儀のマナー等、子どもの手本になるような行動を心がけましょう。

❷ 乳幼児の保育

保育所保育指針（厚生労働省）は、保育所の保育内容や保育に関する考え方を定めたものです。2017年の改定では、保育所における教育については、幼保連携型認定こども園および幼稚園と構成の共通化を図り、保育をとおして子どもに育ってほしい能力や態度を、「健康・人間関係・環境・言葉・表現」の各領域における「ねらい」「内容」として示し、1歳以上3歳未満児、3歳以上児で分けています。0歳児保育では、自治体による違いはありますが、看護師・保健師が配属されている保育所が多くなっています。幼稚園教育は、幼稚園教育要領（文部科学省、2017）にもとづいて行われています。保育士・教諭は、保育計画に基づいて日々の保育を行っているため、学生も、園の保育方針や保育内容を理解しておくとよいでしょう。

実習では、各学級に入る前に1日のスケジュールを確認しておくと、子どもから遊びに誘われたときにも、「今この時間」にその子どもの要求に対応してよいかどうかを考えることができます。たとえば、今からトイレの時間（保育教育関連施設では一定の時間に排泄への促しをしている）に子どもに「これしよう」と誘われて、気づかずに子どもと遊ぶと担当の保育士・教諭は困ります。実習に入る学級の決めごとや担当保育士・教諭の関わり方にも注目しながら実習をしましょう。

❸ 子どもを理解する姿勢・態度

看護学生の実習指導をしている保育士に学生に求める姿勢や子どもの見かたを聞きました。

1 観察から子どもへの理解を深める考え方

子どもを観察した場面の実習記録に、たとえば「〇〇ちゃんが△△してわがままだった」「〇歳児はよく泣く」「自分の好き勝手にしている」という文面を書いている学生がたまにいます。子どもに接した経験が少ないと、そう思ってしまうこともあるかもしれませんね。しかし、その次を考えてほしいと思います。子どもがどういう思いで△△したのか、学生が「自分の好き勝手にしている」と感じた状況はどんな状況であったのか、そのときの子どもの思いに立つと、周りの状況を読み取れず自分の思いに素直に行動しただけなのかもしれません。子どもが行動した状況を探ってみようとか、子どもの気持ちはどうだったのかを考えながら観察してみると、子ども目線での見かたができるようになります。状況の意味がわからなければ、担当の保育士・教諭に聞くと、もっと深く子どもを理解できます。

子どもと過ごす場では、子どもに注意を向けることに集中し、学生同士のおしゃべりは控えましょう。学生間では気にならなくても、子どもや保育士・教諭は、何を話しているのか気になります。その場でどうしてよいかわからない場合には、そばにいる保育士・教諭に、「子どもたちは今何をしている時間ですか」「学生ができることはありますか」等と気軽に確認しましょう。

2 子どもとの関係づくり

a 今の子どもの流行をおさえておく：歌（流行り・季節）、流行のキャラクター等 …

子どもとのコミュニケーションには、歌や簡単に書けるイラストは重要なアイテムになり、子どもに入っていきやすくなります。流行りの手遊びや歌遊び、絵本を読むことも効果的です。

b 子どもの発達段階のみかた ……………………………………………

子どもの遊びや日常生活習慣の行動を見る際には、事前学習した発達段階での運動や行動、言葉等ができているから問題ないという判断ではなく、その子なりの発達をみていきます。子どもに接して何か気づいたことがあれば、ふだんの子どもを知っている職員に尋ねると、子どもがしている行為・行動の意味を教えてくれると思います。学生が実習で見て、聞いて、いろいろな気づきを発展させて理解することが重要です。また、発達の程度は、子どもの遊びを見るとわかります。日常生活習慣の自立がどの程度できているかを観察することからも、発達の程度を推測できます。

一方、子ども同士の関わりからの連動行動もあります。乳児の場合、一人が泣くと、ほかの子どもも泣き始めることがあります。幼児や大人でもある現象ですが、乳幼児の場合にはわかりやすく起こるので、実習中に気にして観察してください。

④ 保育士からのアドバイス

1 子どもとの関わりによくある場面

「鬼ごっごしよう」「もう1回して」「先生、これ見て」等、実習中によくある場面を紹介しながら、どう対応すればよいかを考えます。子どもは、乳児でも幼児でも「泣く」ことが多くあり、慣れていない大人は戸惑ってしまいます。しかし、「泣く」にはさまざまな意味があり、「泣く」ことで人を呼ぶこともあります。子どもはいろいろな行動をとるので、しっかりと子どもを観察して子どもの行動の意味を考えるようにしましょう（**表1**）。

表1 子どもとの関わり方のコツ

① たくさん遊んで信頼関係を築く
② 突き放さずに愛情をもって接する
③ 子どもの行動の背景・意味を考える

A 学生を大好きな子どもがそばから離れない、大勢で来る

4～5歳の子どもは、学生に好意や関心を示してくることがあります。子どもは学生をよく遊んでくれる人と思っていたり、新しい人に自分をアピールすることがあります。そういう子どもたちの気持ちを大事にするために、下記の対応方法があります。

a 一人ひとりにていねいに対応する

子どもが集団で寄ってきてうれしい反面、対応に困るときには、寄ってきてくれた子どもの名前を呼んで、あるいは名前を聞きながら一人ひとりに対応してみましょう。真摯に、子どもに対等なスタンスをもって対応していると、子どもは、自分にも関心をもって対応してくれる人だと感じます。雑な対応にならないよう、一人ひとりに目線を合わせて対応します。多くの子どもが一斉に話しかけてくる際には、「順番ね」とか「次に聞くから、ちょっと待ってね」「次の子のお話し聞くね」などとお願いすると、子どもは興味のある人のお願いを聞こうと思って協力してくれることも多いものです。

b　遊びに誘い、遊びを提案する

子どもたちから、大勢であれして、これしてと言われて「どうしたらよいか、わからない」ことがあります。一人ひとりの要求に答えられない場合には、「みんなで一緒にできる遊びをしよう」「鉄棒ぶら下がるのを見せて」などと子どもたち全員に誘いかけ、みんなでできる遊びに誘導することが効果的な場合もあります。子どもは新しい人に見てもらいたい気持ちがあるので、全員が一斉に見てほしい気持ちになる場合もあります。子ども同士で遊びを決めることが可能な年齢（年長児など）では、「みんなの遊びを全部してあげたいけど困ったな」という様子を大げさに表現すると、困った人を助けたいと思って、子どもなりのアイデアを出してくれる場合もあります。「よいアイデアを出してくれてありがとう」と伝えると、子どもは自分が役立ったことに嬉しくなり、自尊心が高まります。子どもの気持ちを考えた遊びの誘い方をすることで、子どもたちがお互いに満足できるような場をつくることができます。

c　遊びに集中する（遊びの世界に入り込む）

ごっこ遊びに集中すると大勢の子どもと対応できます。ままごとの世界で遊べます。お買い物に行こうとか、おなかすいたな、ご飯をつくって等、遊びの中に誘っていきます。もし、ままごとの途中にほかの子どもに「パズルしよう」等と誘われても、これから「ご飯なの」「お買い物に行くのよ」とままごとの世界で断ることができます。誘った子どもも、傷つかずにそうかと思えます。または「ごはん中だから、あとでしようね」「一緒にごはん食べますか？」等、誘ってくれた子どもへの配慮もできます。

B　新しく出会う人への子どもの行動の特徴

子どもは関係づくりの最初に「試し行動」と言われる大人へのかかわり方を探る行動をする場合があります。新しい人や知らない人が来たら、幼い子どもでもいつもの人と違うことを察知して泣くことがあります。子どもにとれば、いつもいる慣れた場所で、いつもの保育士がいる安全基地に学生が入ってきたので、不安に思う子どももいますが、関心をもってほしいという気持ちで泣いて表現している場合もあります。見知らぬ人を察知して、この人はどんな対応をするのか、この人は安心できるか、この人は遊んでくれないとかを、大人の行動を見て判断します。

表1の「子どもとの関わり方のコツ」に記載しているように、①たくさん遊んで信頼関係を築く、②突き放さずに愛情をもって接してみましょう。乳児なら「どうした

のかな？」の次に、顔を手で覆い「ベロベロ、ばあ」からでも始められます。また、対応の仕方がわからない場合は、学生からそばにいる保育士に「どうしましょう」と相談すれば、保育士が子どもに対して「学生さんが遊ぼうって。何してもらう？」などの助け舟を出してくれる場合もあります。

C　学生だから怒らないと思ってなんでもしてくる子どもの背景を考えよう

子どもの中には、学生自身が困るほど、攻撃的なことをしたり、からかったりしてくることがあります。学生という立場では子ども相手に強くは言えないと思って、我慢をしてしまったり、つい感情的になった自分に落ち込むこともあるかもしれません。**表1**のコツの③「子どもの行動の背景・意味を考える」のように、この行動の裏に隠された気持ちを考えてみましょう。学生が怒らないと思って不快なことをしてくる子どもの多くは、「かまってほしい」という愛情表現の裏返しのことが多いものです。ふだん叱られてばかりいるとか、面倒をみてもらえずストレスを抱えているような背景をもっている場合も少なくありません。また、人の感情を理解しにくい子どもの場合、人の表情が読み取れず、ただ楽しんでいるだけという場合もあるかもしれません。そのような場合には、叱ったり、注意したりするのではなく、望ましい行動を教えてあげましょう。「そんなことを言うと悲しいな。こういうふうにしてほしいな」「決まりを守ってくれると嬉しいな」等です。言うことを聞いてくれた場合には、大げさに褒めて認めてあげましょう。望ましい行動を積み重ねる重要性を子どもが理解できるように繰り返し教えることで、子どもはだんだんと社会性を身につけていきます。

それでも、望ましい反応をしない場合には、少し子どもと距離をとり、取り合わないことも一つの手です。何をしてもかまってもらえないということがわかると、自然に不適切な行動をとらなくなることがあります。

このようなやりとりは、1日の振り返りとして、担当保育士・教諭にその日のうちに相談すると子どもの背景を教えてもらえることがあり、子どもの気持ちをより想像することができるようになります。

D　甘えてくる子どもや、自己主張する子どもに目を向けがちになる

学生は、積極的に子どもから寄ってきたり、遊びに誘われたりすると、その子どもにばかり目が向きがちになります。子どもの笑顔をすべて受け止めたい気持ちになりますが、今甘えてくる子どもに対してどう対応すべきかを判断する必要があります。

たとえば、乳児や1歳児にだっこをせがまれた場合では、抱っこを要求してきた子

どもを「いったん、抱っこ」してみないと、対応の良し悪しはわかりません。その子ども一人に時間がかかってしまうこともありますが、多くの子どもを知ろうと思えば、1日に一人1回ずつ声をかけてはどうでしょうか。さまざまな子どもの特徴に触れることができます。

また、3~5歳児に抱っこをせがまれた場合では、みんな一緒の遊びに誘うこともできます。

こうしたときの判断は非常に困ると思います。その場では考えたうえで対応し、自分の判断がベターであったかどうか、どう対応すればよかったのか、カンファレンス等で担当の保育士に確認するとよいですね。一般的な対応の仕方もありますが、「○○ちゃんの場合は……」と、個別性に応じた対応を教えてくれる場合もあります。

E 「叱られた」と思っている子どもへの対応

子どもがやってはいけないことをしてしまい、保育士・教諭に注意されたあとに学生の元に来たとき、どう対応しますか。重要なことは、子どもが注意されたあとに、なぜ、学生の元に来たかを考えることです。学生のところに来るのは、気持ちを癒してほしいからでしょう。笑っていても、本当はつらい気持ちをごまかしていることを理解し、甘やかす必要はないが、一度子どもの気持ちを受けとめつつ一緒にそばにいるだけで、子どもは気持ちがおさまって落ち着くかもしれません。

子どもは、「先生の話はわかった？」と言われると、また叱られたように感じてしまうかもしれません。重ねて、叱る（column 参照）必要はありません。だんだんと気持ちを癒して、次はこうしようと思えるような話しかけを考えてみましょう。それぞれの子どもが自分で気持ちを立て直す力をつけられるように支援してほしいです。しかし、発達障害がある子どもの気持ちの立て直しは難しいので、対応の仕方は保育士・教諭に尋ねておきましょう。

実習後の学生からは、ほとんどが**表2**のような感想が聞かれます。子どもと遊ぶことや集団でいる子どもの声を聞くだけでも慣れていない者には疲れますが、明るいエネルギーももらいます。子どもの何気ない一言に傷つかずに、実習を楽しめるように、このハンドブックを読み心の準備もしてください。

表2 学生の実習後の感想

・体力がいるけど、楽しい
・子どものけがに神経が磨り減る
・子どもの何気ない一言に傷つく（例：変な名前）
学生：こんにちは。初めまして。名前はね、○△といいます。よろしくね
幼児：（学生の服をじーっと見て）ねえ、そのふく、へんなふく。したがやぶれてるよ。（へんなものがついているよ）

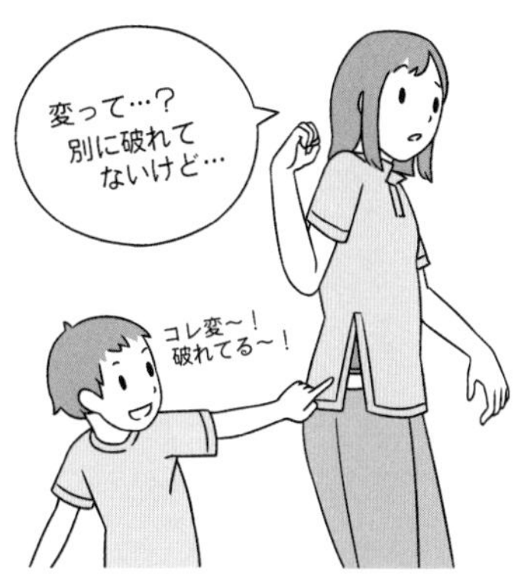

幼児の感じている「変」ってどういうことかなと、もう一歩踏み込んで考えると、子どもの本当に言いたかったことが推測できるのではないでしょうか。何か学生に関わりたい、話すきっかけをつくりたい気持ちの表れではないでしょうか。子どもとの会話を真正面から捉えず、その言葉や行動の裏にある気持ちを考えてみましょう。

column 「注意」と「叱る、怒る」の使い方

大人が「注意」していることを、学生はよく「叱られた」「怒られた」と言うことがあるが、注意は教えていることである。子どもとの会話では、特に言葉の使い方に**注意**してほしい。

⑤ 日常的な健康管理

1 いつもの体調をもとにした観察と対応

保育教育関連施設では、保健調査票を用いて、家族から子ども一人ひとりの健康状態を把握しています。これまでの熱性けいれんの経験やアレルギー、喘息、心疾患等の子どもの健康問題を把握して、それを念頭に日常の観察・保育をします。たとえば、肘内障の子どもの場合は、「腕を引っ張ると脱臼するので、注意をする」等の注意事項を家族と話し合い、関わる職員全員が共有し、誰でもがそのことに配慮できるようにします。

日常の子どもの体調把握は、視診を基に食事・排泄・睡眠（朝寝・午睡）の寝つきにくさ、寝すぎやいつもの活動量等の元気さを観察しながら考えます。評価は、いつもの状態との違いです。排尿回数が少ないと感じたら、脱水や熱中症等の可能性も考えて体温測定をします。また、日常的なけがはよくありますが、その場合は、子どもがけがをした状況を家族に説明できるようによく把握しておくことが重要です。どのような状況でけがをしたのかを情報収集して、その後の処置を家族に伝えます。

そのほか、乳児では、家庭でふだん食べている離乳食を食べさせてもアレルギー様症状がでることもあります。原因はわからなくても、状況を家族に連絡し、受診させるかどうか等の相談・判断が必要になります。

朝の健康観察は、その日の子どもの体調の変化を判断する情報になるので、家庭との連絡帳の利用や、登園時に保護者に前日の降園後の様子を聞きます。特に休み明けには確認をします。このような登園降園時の顔合わせの機会に親と話すことは、関係づくりにも重要となります。

学校での実習

学校実習の実習内容はさまざまであり、養護教諭に付いて保健室を中心に保健室活動や児童生徒の健康管理を中心に行う場合や、学級に入り児童生徒の活動や発達の様子を見学する場合もあるので、実習要項を確認しておきます。

実習目標として、学校保健活動の理解を目的としている学校の例を記載します。

❶ 実習目標と実習内容

1 実習目標

学校における児童生徒の生活集団を対象に展開する学校保健活動を理解できる。

2 実習内容

① 実習校の概要を理解するために、学校の理念・教育目的、保健管理・保健教育・組織活動の講話を受ける。

② 学級に入って朝の健康観察、給食への参加、帰りのホームルームに同席し、児童生徒と関わり、発達に応じた健康管理能力への働きかけを見学する。

③ 養護教諭の役割を理解するために、養護教諭／担当教諭の活動（校内巡視・環境点検・健康観察・健康相談活動・教育活動等）を見学する。

この例では、学校での保健管理・保健教育の内容とそれを行う組織活動の説明を受けたあと、その内容を実際に実習で見学するために学級に入ります。次に養護教諭に付いて保健室活動の見学をし、その中から教職員の連絡・報告・相談の連携による学校保健活動を見学する実習内容になっています。

❷ 学校保健活動の職種と職務内容

学校保健では、**表3**のように教職員が各自の職務を担当しながら協働して行われます。養護教諭は、児童生徒の養護を掌る専門的職員として、学校保健活動の推進に中核的な役割を担っています。健康診断の結果や学校環境衛生等について、学校医や学校歯科医、学校薬剤師に相談しながら児童生徒の学校生活の支援を行います。このように学校保健の組織が組まれ、学校保健の推進を行っています。

慢性疾患のある児童生徒の入学の際は、情報交換の1つの手段として、「糖尿病患児の治療・緊急連絡方法等の連絡票」「学校生活管理指導表」等を活用します。学校生活管理指導表には、「アレルギー疾患用」「心疾患・腎疾患用」があります。

たとえば、心疾患の児童生徒の場合、「学校生活管理指導表（心疾患・腎疾患用）」では、運動領域（体つくり運動、陸上運動系、ボール運動系、器械運動系、水泳系、表現運動系）において、各学年で実施される具体例と照らし合わせて、行ってよい運動の強度の指導区分について、保護者が主治医に指示をもらいます。これを教職員が共有し、児童生徒のそれぞれの健康状態に合わせた対応をできるようにしています。

学校の組織活動では、課題の発生や発生予防のために学校長、学級担任、養護教諭、栄養教諭等教職員が、それぞれの役割を担い、さらに必要時には学校医、学校歯科医、学校薬剤師等関係職種や家族と連携し、最終的な結論を出し対応します。関心がある場合は、対象の慢性疾患の児童生徒に関しての学校内での連携について、尋ねてみてはどうでしょう。

表3 学校保健に関わる職種と根拠法令

	学校保健に関する主な職務内容	主な法令根拠
校長	・教育指導計画の編成（教育課程の編成） ・伝染病感染防止のための出席停止 ・施設、設備の管理	学校教育法
教頭・教諭	・保健教育・健康観察	学校教育法
養護教諭	・保健管理（救急処置、健康診断、心身の健康問題の把握、疾病　予防と管理、健康観察等） ・保健教育（学級活動における保健指導等） ・保健組織活動 ・健康相談活動（心身の健康問題への対応）保健室経営（計画・実施・評価等） ・児童の養護を掌る	学校教育法
保健主事	・学校保健と学校教育全体との調整 ・学校保健計画の作成とその実施の推進 ・保健管理の適切な実施の推進・学校保健に関する組織活動の推進 ・学校保健の評価	学校教育法施行規則

(表3つづき)

	学校保健に関する主な職務内容	主な法令根拠
保健主事	・校長の監督を受け、学校における保健に関する事項の管理に当たる	
学校医 学校歯科医	・学校における健康診断、健康相談等の保健管理に関する専門的事項に関する指導 ・学校における保健管理に関する専門的事項に関し、技術及び指導に従事する	学校保健安全法 (非常勤)
学校薬剤師	・学校環境衛生に関する定期・臨時検査 ・医薬品・化学薬品等の管理や処理の指導 ・学校における保健管理に関する専門的事項に関し、技術及び指導に従事する	学校保健安全法 (非常勤)
スクールカウンセラー	・児童生徒へのカウンセリング・教職員に対する助言・援助・保護者に対する助言・援助	(非常勤)

③ 学級での見学実習

1 授業見学の視点

学級に入り、授業を見学する際には、どういう点に着目したらよいのでしょうか。授業内容に注目したり、教育補助員の役割をするのではなく、授業を受けている児童生徒の表情や教員と子どもとのアイコンタクト、教員がどんな言葉かけしているのか、教員の言葉かけによる子どもの反応を捉えましょう。児童生徒同士のやりとりの相互作用も見学し、授業中と放課後、保健室での様子等、さまざまな場面でのそれぞれの児童生徒の表情の違いを確認しましょう。児童生徒の場面場面での様子の違いがわかると、児童生徒の気持ちを理解できるようになります。学生も児童生徒の外遊びや、部活動に参加すると、好きなことをしているときの様子も体感できると思います。

給食への同席では、児童生徒の日常生活を食事から把握することができます。生活の基本となる家庭生活の様子を推測できる場面もみられる重要な機会です。

2 学生それぞれが目標をもつ

学校実習の中では社会の問題を反映している課題に出合う場合があります。「子どもの様子から社会の現状を考える」という目標をもって実習に臨み、担任教諭や養護教諭に話を聞くと、社会の現状の把握を深められます。たとえば、昨今話題になっている子どもの貧困、ヤングケアラー*等の子どもたちをめぐる課題は、意外と身近にある事象です。気になる子どもに出会ったときに教諭に聞いてみると、教諭も気にして支援をしている場合があります。

④ 養護教諭の行う健康管理の見学のポイント

1 日々の健康観察

朝の健康観察は担任教諭が行い、連絡シートを保健室で集約している場合が一般的ですが、コロナ禍でのIT化に伴いタブレットを児童生徒一人ひとりが持つようになり、朝の体調や体温等、さらに心の具合をお天気マークで児童生徒自身が入力する学校も多くなっています。全学級のデータは養護教諭に送られるので集約します。このような新しい方法も導入されています。

しかし、データを見るだけでなく、ニコニコしているのに心のお天気は「への字マーク」が入っている場合や、咳をしているのに問題なしのデータとなっている児童生徒もいるので、本人が入力しているデータと実際の本人の様子の確認を合わせて行うことが必要となります。

2 保健室への来室の児童生徒への対応

保健室経営は、当該校の教育目標等をふまえ、児童生徒等の健康の保持増進を図ることを目的に、養護教諭の専門性と保健室の機能を最大限生かしつつ、教育活動の一環として計画的・組織的に行われています。保健室はけがの手当てをする場所だけでなく、養護教諭の「健康相談活動」の一つとして保健室に来室した児童生徒の話を聞く場で、心と身体の健康のサポートの場でもあります。見学した養護教諭の対応や児童生徒の来室理由をとおして、児童生徒に対応するスキルや児童生徒の心身の問題への関心を深めましょう。また、教室での児童生徒の様子と保健室での様子の違いを観察してみましょう。

---

*ヤングケアラー：家族にケアを要する人がいる場合に、大人が担うようなケア責任を引き受け、家事や家族の世話、介護、感情面のサポートなどを行っている、18歳未満の子どもを指す。（日本ケアラー連盟 https://carersjapan.com/about-carer/young-carer/）

3 特別支援学校での実習

特別支援学校は、障害のある幼児児童生徒が通う教育施設であり、個々の障害特性に合わせた特別な支援を必要とする子どものための学校です。障害理解や学校での教育的対応の学習を目的として、小児看護学実習に取り入れている看護師養成校があります。前節（p.137）で説明した学校実習の目標と実習内容に加えて、例として下記の内容が挙げられます。

❶ 実習目標と実習内容

1 実習目標

① 障害の種類と障害のレベルに合わせた児童生徒の学校生活を理解する。
② 障害のある児童生徒の個別性に合わせた教育的関わりを理解する。
③ 教育の場で安全に、確実に医療的ケアを行うための教職員の連携・協働体制を理解する。

2 実習内容

① 障害のある児童生徒と学校生活をともに過ごし関わる。
② 教職員の児童生徒の障害特性に合わせた対応を観察する。
③ 医療的ケア児への看護師のケアを見学する。

障害のある児童生徒を理解するためには障害の理解が欠かせません。例として、障害の種類における「医療的ケア児」の範囲について**図1**に示しました。ここでは、知的障害や肢体不自由児等の重なりを示していますが、ほかにも視覚障害や聴覚障害等のさまざまな障害の種類があり、基礎疾患によっても障害の症状の出方は異なります。教職員の児童生徒の対応を観察し、みなさんも関わってみましょう。

また、近年は医療的ケア児が希望する学校に通えるようにするために看護師の必要性が高まり、特別支援学校で働く看護師も多くなっています。特別支援学校では、医療的ケアを実施する看護師（医療的ケア看護職員）、担任教諭、養護教諭、医療的ケア主事、学校医、医療的ケア指導医等の多くの職種が関わっていることを実習の中で学習します。

❷ 特別支援教育と医療的ケア児のための制度

特別支援教育は、障害のある幼児児童生徒の自立や社会参加に向けた主体的な取組みを支援するという視点に立ち、幼児児童生徒一人ひとりの教育的ニーズを把握し、そのもてる力を高め、生活や学習上の困難を改善または克服するため、適切な指導および必要な支援を行うものとして、2007年4月から学校教育法に位置づけられました。

障害とは、発達障害や肢体不自由、知的障害等すべてを指します。特別支援学校は、さまざまな障害特性に合わせた教育を行いますが、その中で、医療的ケアは生きていくために受けなければならない、日常的応急手当と捉え、生活援助の一つとして行われているものです。医療的ケア児とは、日常生活および社会生活を営むために恒常的に医療的ケア（人工呼吸器による呼吸管理、喀痰吸引その他の医療行為）を受けることが不可欠である子ども（18歳以上の高校生等を含む）です。

これらの子どもたちの教育を保障する観点から学校に医療的ケアを担う看護職員の導入が始まりました。さらに胃ろう栄養・喀痰吸引等の医療行為は、家族の同意と医療関係者による適切な管理等、一定の条件が満たされていれば、研修を修了し「認定特定行為業務従事者」として、都道府県知事に認定を受けた教職員が担当の幼児児童生徒のケアをすることができます。

column 医療的ケア看護職員

文部科学省は医療的ケアを担う看護師の名称を「医療的ケア看護職員」とし、学校での職務内容を「学校教育法施行規則の一部を改正する省令」（令和3年8月23日）で明記した。

学校教育法施行規則の一部を改正する省令の施行について（通知）

https://www.mext.go.jp/b_menu/hakusho/nc/mext_00034.html（閲覧日2023年3月2日）

医療的ケア児にも多様な状態の子どもがいます。知的障害や肢体不自由児等がどのように重複しているのかを理解できるように、障害の重なりを**図1**に示しました。ここで示した重症心身障害児は大島の分類により定義された子どもとしています。

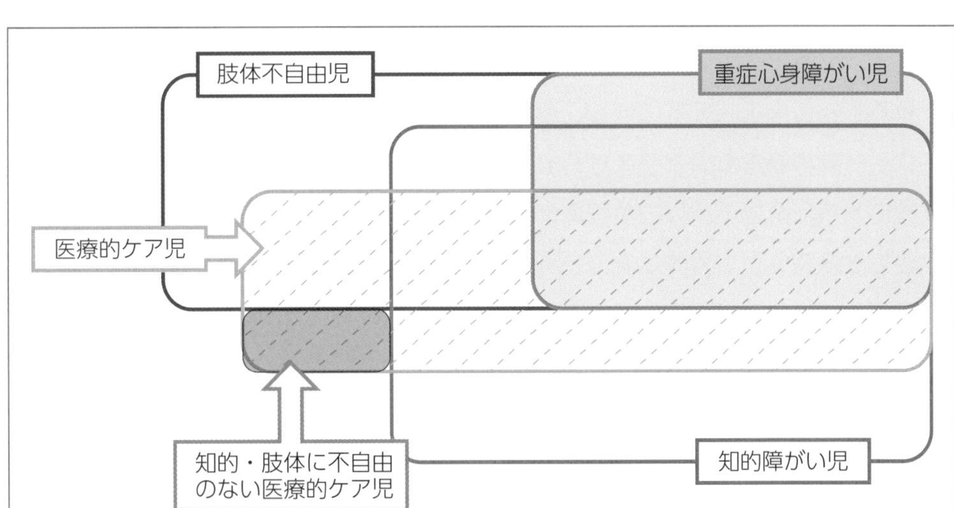

図1 障害の種類における「医療的ケア児」の範囲

令和元年度 学校における医療的ケアに関する連絡協議会：医療的ケア児の支援に関する施策と保健、医療、福祉、教育等の連携について．厚生労働省社会・援護局障害保健福祉部障害福祉課障害児・発達障害者支援室 https://www.mext.go.jp/content/20200610-mxt_tokubetu02-000007677_03.pdf（閲覧日2023年4月5日）より一部改変

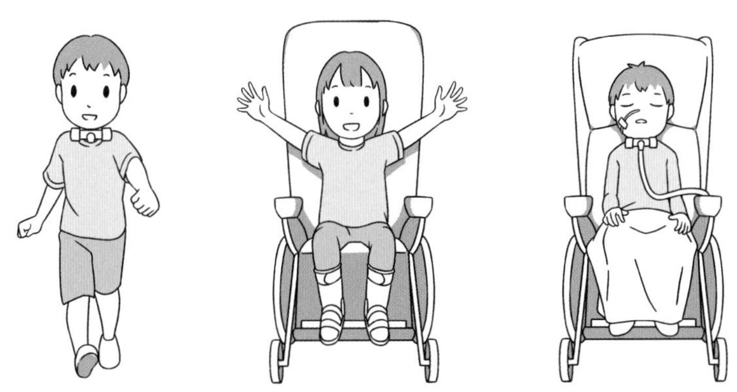

❸ 医療的ケア項目と支援体制

医療的ケア児は、知的な遅れはなく、歩けたり活発に動ける場合もあり、特別支援学校だけではなく地元の小・中・高等学校にも在籍しています。カリキュラムに沿った教育の中で、子どもの状況に応じて授業の合間や必要時に医療的ケアを受けながら

集団生活を送っています。

医療的ケアの項目は**表4**に示したようにさまざまです。看護師は医療的ケアの実施と管理、他職員との協働・連携を担います。医療の専門性を活かして、医療的ケア児の観察をもとに人工呼吸器の管理、中心静脈栄養の管理、酸素療法中の流量管理、導尿、ストーマの管理、ネブライザー吸入、内服薬の管理等の医療行為を行います。教職員への医療に関する研修の企画運営も必要となります。

学校での医療的ケア実施体制の充実を図るために、医師と連携した校内支援体制を構築するとともに、学校において高度な医療的ケアに対応するための医療的ケア実施マニュアルを作成する等、医療的ケアの学校内体制がつくられています。

表4 医療的ケア項目

呼吸	●喀痰吸引（口腔・鼻腔内）咽頭から手前 ●喀痰吸引（気管カニューレ内部） 喀痰吸引（その他） 吸入・ネブライザー 在宅酸素療法 パルスオキシメーター 気管切開部の管理 人工呼吸器の管理 排痰補助装置の使用
栄養	●経管栄養（胃瘻） ●経管栄養（腸瘻） ●経管栄養（経鼻） 経管栄養（その他） 中心静脈栄養
排泄	導尿 人工肛門の管理
血糖値測定・インスリン注射 その他	

注：●は認定特定行為業務従事者が実施してよい医療的ケア項目
文部科学省：令和元年度学校における医療的ケアに関する実態調査（令和元年度特別支援教育に関する調査の結果に ついて 別紙 3），pp.2, 4.（https://www.mext.go.jp/content/20200317-mxt_tokubetu01-000005538-03.pdf 閲覧日2023年3月2日）を参考に作成

対象の児童生徒が安全に安心して学校生活を送るためには、児童生徒の情報を事前に収集しておかなければなりません。家族はもちろん、子どもの主治医や学校医、教

職員等、児童生徒に携わる関係者との情報共有・連携が必須となります。

実習では、看護師が担任教諭や養護教諭とどのような話し合いや情報共有をしているのか、校内でのチーム体制を見たり質問すると、学校での看護師の役割や位置づけが理解しやすくなります。

④ 学校での過ごし方と教職員の関わり

疾病や障害のある子どもの登下校の方法は、徒歩・公共交通機関、家族の送迎、スクールバス等、児童生徒の疾病や障害の状態によってさまざまです。特別支援学校の多くには、スクールバスが配備されていますが、登下校中に吸引等が必要な場合は、スクールバス内での対応の困難性等安全な環境の確保が難しく、家族が送迎している場合もあります。

スクールバスは家族の送迎の負担が軽減され、子どもの自立を促すことができますが、児童生徒が住む広い範囲を巡回して送迎を行うため、長時間の乗車となり児童生徒に身体的負担がかかることがあります。一方、家族の送迎は、直接、教員に児童生徒の状況を伝えることができたり、保護者が学校での様子を担任教諭から直接聞くことができるメリットがあります。

医療的ケア児が学校で安全に過ごすために必要な養護教諭と他職種の連携と役割という視点でまとめた実習の振り返りを示します。

a 実習終了後の振り返り

事例 **導尿が必要な二分脊椎症の女児に関するまとめと学び**

Aちゃん、7歳（小1）。軽度知的障害があり二分脊椎症のため導尿が必要で、自宅では親が導尿を実施している。

《学校での導尿の状況》

自己導尿の手技の獲得中で、自分ではまだ導尿ができないため、毎日決まった時間に学校看護師が見守りながら、保健室にて導尿の練習をしている。

《導尿に関する今後の予定》

Aちゃんの理解度に応じて自己導尿の練習を重ねていく予定である。Aちゃんが自己導尿を行えるようになった場合は、導尿の実施場所はどこが適切であるのか、検討中である。

現在は、これから自分で自分のことを管理していく出発点にあたる。

事例に対する記録の例

Aちゃんは、自己導尿の練習については、「楽しくない。でも、もう自分でできるよ」と話してくれた。「どうして楽しくないの」と聞いたところ、「友達と遊ぶ時間が減っちゃうよ」と答えていた。必要な導尿ではあっても、子どもにとっては、遊びの時間の制約になり、負担があると考えた。子どもは自分でできると言っていたが、養護教諭は「まだまだ消毒や準備をするくらいで、実際には看護師がほとんどやっている」と言っていた。正しい手順を覚えて清潔に行うことは尿路感染症を防ぐために重要なことなので、Aちゃんの理解度に合わせて、絵カードで手順を覚えるなど、繰り返しの説明と練習が必要ではないかと考えた。自信をもって自己導尿の練習ができるように、うまくできたことは褒めたり、練習ノートにシールを貼ることで、やる気が向上するのではないかと思った。

また、Aちゃんの健康管理においては、導尿の手技だけではなく、水分摂取量と尿量の管理、尿の観察、尿路感染症の徴候、健康状態の悪化がないかを観察していく必要がある。これらの観察は、養護教諭だけではなく担任教諭も一緒に行っていると聞き、学校での健康管理は、複数の教員が共同で行っていることが学べた。

さらに、養護教諭から、導尿を学校で行うにあたっては、病院から指示書をもらい、まず学校看護師が病院の主治医や病院の看護師から手技を確認したと聞いた。今は、まだ学校看護師が主で行う部分が多いため、今後は養護教諭と担任教諭が中心になって保護者と相談しながら、どのように自己導尿をできるようにしていくかを検討しているとのことであった。これらのことから、子どもが自己導尿をできるようになっていくためには、病院と学校の連携が必要であり、医療分野と教育分野が一緒に考えて、進めていくことが必要であるとわかった。

4 学校と保育教育関連施設に共通する対応事項：病気や障害のある子どもへの配慮

学校や保育教育関連施設に通う病気や障害のある子どもへの配慮について、ここでは、よくみかける食物アレルギーへの対応と障害のある子どもへの合理的配慮について見ておきましょう。

❶ 食物アレルギーのある子どもへの対応

保育教育関連施設でも学校でも食物アレルギー事故防止の徹底を図るため、各施設・学校および調理場において、食物アレルギー対応に関する具体的な方針やマニュアル等を作成しています。これらの方針やマニュアルは、「学校のアレルギー疾患に対する取り組みガイドライン（令和元年度改訂）」[1] に基づく対応となっています。このガイドラインは、アレルギー疾患として、食物アレルギー・アナフィラキシー、気管支喘息、アトピー性皮膚炎、アレルギー性結膜炎、アレルギー性鼻炎を取り上げています。アレルギー疾患という分類は、アレルギー反応に起因するという病態に着目しており、その症状は疾患によって異なります。

取組みの重要ポイントとして、以下の内容が示されています。

- 各疾患の特徴をよく知ること
- 個々の児童生徒等の症状等の特徴を把握すること
- 症状が急速に変化しうることを理解し、日頃から緊急時の対応への準備を行っておくこと

特に、食物アレルギーについては、これまで全く症状がなかったり、前兆がなくても突然起こる場合もあるので、すべての学校・保育教育関連施設で、アレルギー疾患の理解といざというときの対応を整えておく必要があります。

アレルギー疾患の児童生徒に対する取組みを進めるために、個々の児童生徒について症状等の必要な情報を正しく把握する手段として、「学校生活管理指導表（アレルギー疾患用）」（以下、管理指導表と略す）を用いています（**図2**）[2]。

食物アレルギーがあって給食に特別な対応が必要な場合は、管理指導表を主治医に記載してもらい、家族を通じて学校に提出してもらいます。管理指導表に書かれてい

る医師の指示にもとづいた給食対応ができるように、家族と養護教諭、栄養教諭*とで面談を行います。その後、毎月の給食のアレルギー対応食の書類のやりとりは養護教諭が行いますが、場合によっては栄養教諭も入ってやりとりすることがあります。

一方、学級では、アレルギー疾患の児童生徒等への取組みは、ほかの児童生徒からの理解を得ながら進めていくことが重要です。その際、ほかの児童生徒等に対してどのような説明をするかは、発達段階などを総合的に判断し、当事者である児童生徒および家族の意向もふまえて決定していきます。

食物アレルギー・アナフィラキシー、気管支喘息が「あり」の場合、緊急時の対応体制も作成しておきます。さらに必要と考えられる児童生徒等に関しては、管理指導表の「緊急時連絡先」欄の医療機関部分に医師が連絡先を記入します。

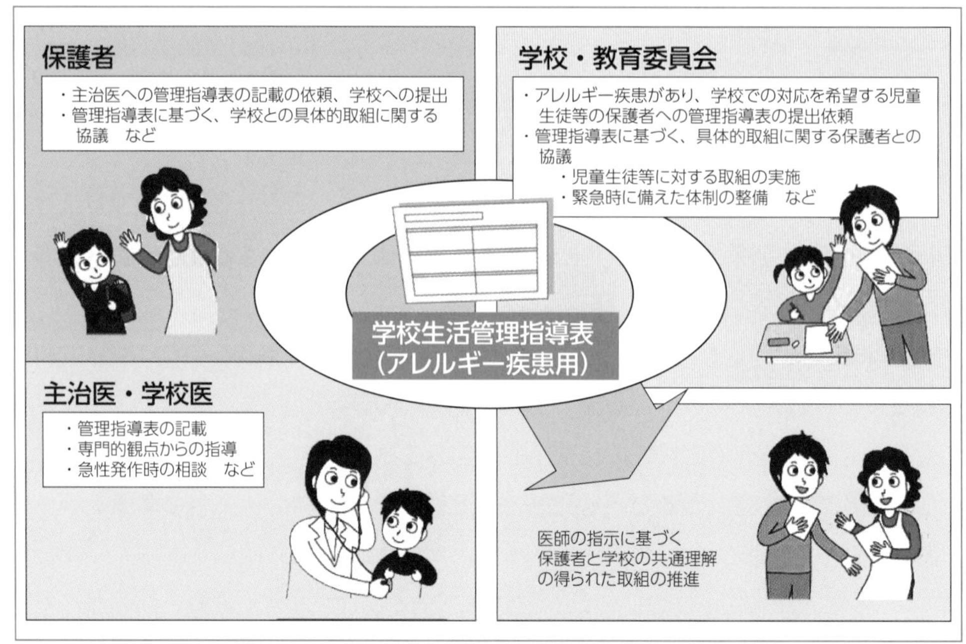

図2 「学校生活管理指導表（アレルギー疾患用）」を用いた情報のながれ

学校のアレルギー疾患に対する取組に係る検討委員会，広島市教育委員会：広島市立幼稚園・学校における学校生活管理指導表（アレルギー疾患用）活用の手引き〈令和4年1月改訂〉. https://www.city.hiroshima.lg.jp/uploaded/life/261905_449384_misc.pdf（閲覧日2023年1月3日）

*栄養教諭：2005(平成17)年度から食に関する指導（学校における食育）の推進に中核的な役割を担う「栄養教諭」制度が創設された。学校教育法第37条第2項により「小学校には、（略）副校長、主幹教諭、指導教諭、栄養教諭その他必要な職員」を置くことができる。

学校・保育教育関連施設での実習時には、各実習施設の家族・医師・学校医・学校内での連携・連絡体制の説明を受けると健康問題をもつ子どもたちへの対応が具体的にわかりやすくなります。また、機会があれば、学級での子ども同士の互いの配慮や給食担当・担任教員の対応を見学しましょう。

緊急時のエピペン*の取扱い（保育所・幼稚園・学校で預かるべきか、誰が使用するか等）については一律に決められるものではありませんが、個別の条件を勘案し、各校で対応を決めています。

❷ 合理的配慮

合理的配慮とは、障害者が社会の中で出会う困りごと・障壁を取り除くための調整や変更のことです。2006年に国連で採択された障害者権利条約（障害者の権利に関する条約：日本は2014年批准）の条文で盛り込まれたこの考えは、障害者権利条約の実効性を持たせるために障害者差別解消法（障害を理由とする差別の解消の推進に関する法律）においても取り入れられるようになり、認知が広まりました。

学校・保育教育関連施設では、社会的障壁によって生まれた機会の不平等を正し、健康かつ安全に生活できる人的・物的環境を整備していることも合理的配慮の一つです。

さまざまな障害の種類や症状の出方があるので、多様な環境整備の用意が必要となります。

a　ユニバーサルデザイン

製品・建物・環境などを障害の有無に関係なく、すべての人が使いやすいデザインにすることです。場所の移動をする際にわかりやすいように廊下にテープを張っていることも、ユニバーサルデザインの一つです。

b　バリアフリーな施設・設備

・ 段差をなくすスロープや、開閉しやすい扉
・ 車いすの昇降がしやすいエレベーターの設置
・ 廊下等に障害となる物を置かない環境整備の配慮

*エピペン：アナフィラキシーを今までに起こしたことがある人に処方されている薬で、アナフィラキシーが出現したときに使用し、医師の治療を受けるまでの間、症状の進行を一時的に緩和するための補助治療薬(アドレナリン自己注射薬)。エピペン注射後は直ちに受診する必要がある。

c　慢性的な病気に対応できる配慮

・ 自分で行う注射や導尿等ができる場所の確保
・ 病状の変化に対応するため、休養ができる空間やベッド等
・ 病気のために特別に必要な設備を整備する（紫外線カットフィルム等）

d　障害特性に合わせた配慮

・ 学習障害で書くことが苦手な場合にはタブレットを用意する
・ パニック障害のある子どもには教室の座席の位置を配慮する
・ クールダウン可能な空間を確保する
・ 自閉スペクトラム症など発達障害や外国籍の子どもには視覚的（図やイラスト）情報の指示でわかりやすくする
・ 突然の指示には従えない子どもには事前に予定を立てられるようにしておく。子どもには個別に変更がわかる知らせ（目印等）の工夫を行う
・ 目で見てわかるように約束事を決めておく。例として、天気や水温によるプール等の授業の有無について、登校時にわかるように校門に指示の旗の目印をする
・ 色覚特性のある子どももいるので、黒板へのチョークの色に黄色は使用しない
・ 視覚・聴覚などの障害のある子どもにICT（information and communication technology）等を活用した指導等、可能な限りほかの子どもと同様に学習できる指導の工夫をする

❸ 虐待予防のための徴候のチェック

虐待には、身体的虐待、性的虐待、ネグレクト、心理的虐待があります。私たちがその行為を親（保護者）の意図で判断するのではなく、子どもにとって有害かどうかで判断する視点に変えなければならないとされています。

「子ども虐待対応の手引き（平成25年8月改正版）」では、虐待になりやすいリスク要件を示しています[3)]。

① 親が子ども時代に大人からの愛情を受けていなかったこと
② 生活ストレスの積み重なりでの危機的状況：経済的不安、貧困や夫婦不和、育児負担等
③ 社会的に孤立している、援助者がいない
④ 親にとって意に沿わない子ども：望まない妊娠、愛着形成阻害・育てにくい子ども

親自身に虐待に至る背景があることも理解しながら、子どもを守るために、学校でも医療機関でも早期発見をして虐待を防止していくことが必要です。

表5には、医療機関の救急外来でのチェックポイントを示しました。一つでも見つかると虐待を疑います。

救急外来で子どもの虐待を見逃さないポイント[4)]としては、①「何か変だ、ふだんとは違う」と気づくこと、②「疑って」観察すること、③「親の説明」を鵜呑みにしないことがあげられています。親を疑いたくはないですが、子どもとの様子の食い違いがないかどうかを確認する重要性が示されています。子どもの生命を守るための看護師に必要な気づきができる感性を磨きたいものです。子どもと親の様子を観察するときには、**表5**に示した児童虐待を疑うサインを意識しましょう。これらのサインは、虐待以外の理由によっても起こり得るものも含まれています。しかし、虐待の原因や、徴候であったり、虐待の影響として起こる可能性の高い事項なので、注意深く見守ってください。

児童虐待の早期発見は、子どもと出会うあらゆる場所や機関・施設で重要となります。地域、学校、保健、医療等に共通して使用できる「早期発見チェックリスト」の一例を**表6**に示しました。子ども、親、家庭の様子について、「虐待を疑わせるもの」「虐待の視点をもつ必要のあるもの」を見分ける具体例が示されています。

この**表6**に記載されている「性的興味が強い場合」の具体例にある「他児の性器を触る」「自分の性器をみせる」行為は、その場にいる人から見ると大きな問題行動ですが、子ども自身が虐待の被害者なのです。問題行動をやめさせることに焦点を当てるのではなく、なぜ、子どもが「他児の性器を触る」「自分の性器をみせる」等の行為をするのか、その背景を検討する必要があります。また、「異常な食欲」にある具体例の「際限なくおかわりする」の場合は、学校での一食で必要な栄養を摂っている子どもの可能性もあり、育児放棄等のネグレクトや貧困も考えられます。「過度の甘え行動が強い」場合の「担任を独占したがる」「過度なスキンシップ」も子どもの甘え行為に見えますが、家で甘えられない状況にある可能性を推測し裏にある子どものSOSを感じとる必要があります。これらの気になる行動を見かけた場合には、担任教員や保育士の意見をプライバシーに配慮しながら尋ねるといいです。

表5 児童虐待を疑うサイン（診断スコア）

杏林大学児童虐待防止委員会作成

A. 保護者の態度
1 受傷または発症から受診まで、時間がかかっている
2 話の内容があいまい、矛盾または拒否、話たがらない
3 無関心・他人事のようにふるまう
4 説明に対してすごむ
5 入院を拒否する
B. 児の発育・発達・情緒
1 栄養不良・発育不良
2 発達の遅れ・ことばの遅れ
3 凝視・無表情
4 おびえ、養育者の顔色をうかがう
5 汚い
C. 児の身体的所見・検査所見
1 身体外表に多種・多様の損傷
2 性器・肛門に損傷
3 頭蓋骨骨折、頭蓋内損傷
4 長幹骨の骨折
5 眼球、網膜、鼓膜、歯牙の損傷
6 どれにも該当しない

★一つでもチェックできれば虐待を疑うこと

高山まさみ，芦田美代，芳賀玉江，他：救命外来における児童虐待を疑うサイン（診断スコア）の有効性と観察することの重要性．仙台市立病院医誌，24：137-142,2004.

表6 早期発見のためのチェックリスト

項目	状況	内容（具体例）
虐待を疑わせるもの	□ケガを隠す行動	話をしない、一貫しない説明、脱衣の拒否、夏に長袖
	□異常な食欲	給食などむさぼるように食べ、際限なくおかわりする、異食
	□強い不安	衣類を着替える際など異常な不安を見せる
	□突然の行動の変化	ぼーとしている、話をしなくなる、うつうつとする
	□治癒しないケガ	治療をしていないため治癒しない、治癒が不自然に遅い
	□繰り返される症状	膀胱炎症状の反復、尿路感染や膣炎（性的虐待を疑う）
	□虫歯等の治療が行われていない	歯や周辺組織の外傷、虫歯、口腔粘膜外傷、口腔周囲外
	□繰り返される事故	不自然な事故が繰り返し起きている
	□性的興味が強い	年齢不相応な性知識、自慰行為、他児の性器を触る、自分の性器を見せる

（表6つづき）

項目	状況	内容（具体例）
	□過去の介入歴	複数の通告、相談歴、一時保護歴、施設入所歴、入院歴
	□保護者への拒否感	おそれ、おびえ、不安を示す、大人に対しての執拗な警戒心
	□抑制的な行動が強い	無表情、凍り付くような凝視
虐待の視点を持つ必要のあるもの	□攻撃性が強い	いじめ、動物虐待、他児への暴力
	□孤立	友達と一緒に遊べなかったり、孤立する
	□体調の不調を訴える	※不定愁訴、反復する腹痛、便通などの異常
	□睡眠の障害	夜驚、悪夢、不眠、夜尿（学童期以降に発現する夜尿は要注意）
	□不安	暗がりやトイレを怖がるようになる
	□過度の甘え行動が強い	年齢不相応な幼稚さ、担任などを独占したがるなど、過度のスキンシップ
	□丁寧すぎる態度	年齢不相応の言葉遣い、態度
	□性的関心が高い	豊富な性知識、性体験の告白、セクシーな雰囲気
	□性的逸脱	不特定多数を相手にした性交渉、性的暴力、性的いじめ
	□精神的に不安定である	精神的、情緒的に不安定な言動がある
	□反社会的な行動（非行）	深夜徘徊、喫煙、窃盗、シンナー吸引、不純異性交遊
	□嘘が多い	繰り返し嘘をつく、空想的言動が増える
	□保護者の態度を窺う様子	親の顔色を窺う、意図を察知して行動、親と離れると笑顔を見せる

神奈川県：早期発見のためのチェックリスト（抜粋）

④ マルトリートメント

マルトリートメントとは、大人による不適切な関わりのことで、声を荒らげて怒鳴る、子どもが見聞きできる場で夫婦が暴言を吐き合う等は、心理的虐待とみなされることが多いものです。子ども時代にマルトリートメントを受けていると、大人になってから心のトラブルに悩む可能性が高くなります。

一方で、マルトリートメントはストレスや子育てに悩む親のSOSという考え方もあります。

子どもがすくすく育つように、身近な地域で子育てにちょっとしたアドバイスができる支援者となれるようにガイドブックなどが作成されています。養育者へのアドバイス[5]では、「子どもを叱るときは60秒以内で」「(怒鳴りそうになったら) 決めておいた回避場所で10数えて深呼吸する」といったヒントを紹介しています。

スーパーや電車内、道路等、いろいろな場所で子どもと親の様子を見かけます。下記の子どもと親の様子から、この対応についてマルトリートメントかどうかを考えてみましょう。

・子どもと親の対応

1歳くらいの子ども：スーパーのお菓子売り場で、子どもが「ほしい」とかんしゃくを起こしている。親は子どもの手を引っ張り、怒っている。

3歳くらいの子ども：子どもが「自分で」と言いながら、ジュースのパックからストローを外して刺そうとしているがうまくできず、親がやってしまい、「自分で」と泣きだした。

【文献】

1) 公益財団法人日本学校保健会監修：学校のアレルギー疾患に対する取り組みガイドライン《令和元年度改訂》, 2020.
2) 学校のアレルギー疾患に対する取組に係る検討委員会, 広島市教育委員会：広島市立幼稚園・学校における学校生活管理指導表（アレルギー疾患用）活用の手引き〈令和4年1月改訂〉. https://www.city.hiroshima.lg.jp/uploaded/life/261905_449384_misc.pdf（閲覧日 2023年1月3日）
3) 厚生労働省雇用均等・児童家庭局総務課：子ども虐待対応の手引き（平成25年8月改正版）.
4) 高山まさみ, 芦田美代, 芳賀玉江, 他：救命外来における児童虐待を疑うサイン（診断スコア）の有効性と観察することの重要性. 仙台市立病院医誌, 24：137-142, 2004.
5) 榊原信子, 椎野智子, 友田明美：子どもの脳とこころがすくすく育つマルトリに対応する支援者のためのガイドブック. 福井大学　子どもの心の発達研究センター, 2020.

第5章

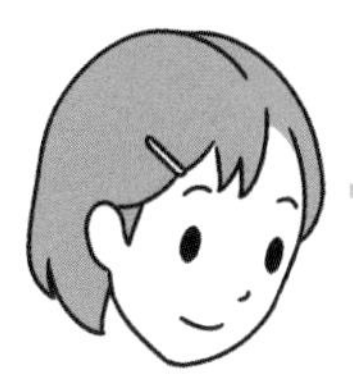

在宅で小児看護を学ぶ

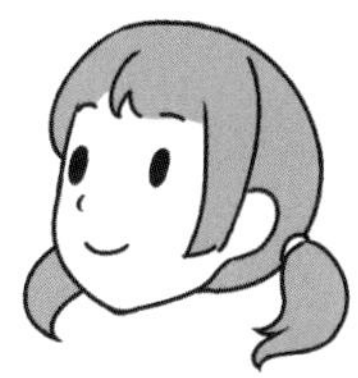

この章では、在宅で生活している医療的ケアが必要な子どもとその家族への訪問看護を学びやすくするために、居住環境や家族の関係、社会的サポートの状況を理解できる考え方や訪問前の準備、訪問中の見学とケア、訪問後の振り返りの学習方法について説明します。

1 小児在宅看護での学び

❶ 小児在宅看護の特徴

小児看護領域で、在宅看護を必要とする子どもは、重症心身障害児や発達障害児、医療的ケアが必要な子ども（医療的ケア児）、低出生体重児、多胎児、被虐待児や保護者の育児力が弱い家庭など、特別な支援が必要な子どもや家族が対象になります。これらの子どもには訪問看護などの地域の施設で看護が提供されますが、近年医療的ケア児の問題が注目されていますので、本章では、医療的ケア児への在宅看護を中心に説明します。

人工呼吸器や胃ろうを使用し、喀痰吸引や経管栄養等の医療的ケアが日常的に必要な子どもは年々増加し、新生児集中治療室（neonatal intensive care unit：NICU）から地域での生活への移行、がんや糖尿病、神経筋疾患等の疾患をもつ子どもの小児病棟から地域への移行も進められています。2021年9月からは「医療的ケア児及びその家族に対する支援に関する法律（医療的ケア児支援法）」が施行され、今後ますます地域で生活する医療的ケア児への支援の充実が期待されます。

従来、重度な障害や高度な医療的ケアのある子どもは、家で看ることが難しく、施設に入所することが一般的でした。しかし、家族とともに地域で暮らすことが子どもの人生には必要ということが見直されて、在宅への移行が推進されるようになりました。一方で、医療的ケア児が病院から在宅に移行するということは、家族が子どもの医療的ケアや健康管理をしながら、生活をするという大変さが生まれます。小児在宅看護は、子どもの治療が最優先されるのではなく、医療的ケア児や家族の生活を中心とした看護が主体となります。子どもと家族がもっている力を発揮しながら住み慣れた自宅で生活ができるように、看護師や医師をはじめとした専門職が連携協働して支援します。

主な養育者は育児や家事に加え医療的ケアを継続的に実施しなければならないことで、身体的にも精神的にも負担が生じます。

医療的ケア児の在宅生活では、訪問診療、訪問看護、訪問リハビリテーション、訪問介護等、さまざまな職種がチームを組み、訪問入浴介護、レスパイト、福祉用具貸与といった社会資源を利用しながら行われます。

訪問看護と行政保健師の家庭訪問との違いは、制度と目的にあります。訪問看護は、医療法によって医療保険で提供されるサービスであり、医療的ケア児や家族のニーズに合わせて契約によって成立します。訪問看護は子どもや家族の価値観や環境の多様性に対応しながら子どもの医療を通じて、子どもと家族を直接的に支援することを目的としています。一方、行政保健師は、母子保健法に基づいて乳幼児のいる家庭へ訪問をしたり、児童福祉法に基づいて障害のある子どもへの訪問指導を行うことが、役割として明文化されています。行政保健師には、地域の人々の健康を守るという目的や役割があるため、保健師が家庭訪問を必要だと判断した場合は、家族が訪問を求めていない場合でも行われます。ただし、直接的な支援を継続的に続けるというよりも、必要な支援者に引き継いで連携し、間接的に見守るという支援を続ける場合も少なくありません。

ここからは、訪問看護で出会う医療的ケア児や家族への看護について考えてみましょう。

column 子どもが訪問看護を受けるためには

子どもが在宅で訪問看護を受けようとする場合、主治医の**「訪問看護指示書」**が必要となる。利用する人は在宅で看護を提供する事業所（訪問看護ステーションや医療機関内の訪問看護部門）と契約を行い、その後、医師の訪問看護指示書をもとに、訪問看護計画が立案され、開始となる。

② 訪問看護で学べること

訪問看護ステーションでの実習で、医療的ケア児の訪問に同行する機会があるかもしれません。入院している子どものように、毎日会えるわけではありません。1回の訪問でさまざまな情報収集をして、その場でのアセスメントに基づいてケアを行うことが訪問看護であり、自分の観察力や判断力を高め、多面的な情報を統合し適切な看護を見出せるようになることが醍醐味です。実習期間中の訪問への同行の機会は限られています。決められた時間内の訪問になるため、事前に何を学ぶのか、何を学びたいのか、明確にしておくことが大切です。訪問時に可能な「医療的ケア児と家族の生活」の学びのポイントを**表1**に示しました。

表1 「医療的ケア児と家族の生活」の学びのポイント

確認すべき状況	具体例
健康状態や医療的ケアの状況	疾患の種類と今の状態、ケアの内容、ケアの工夫、いつ誰からどのようにケアを受けているのか、健康管理に必要な配慮など
子どもの生活状況	1日のスケジュール、通っている施設、子どもの目標、希望、好きなことなど
家族の生活状況	家族構成、就労・就学、健康状態、家族のケアや健康管理に関する考え方、価値観
社会的なサポート状況	利用しているサービス、公的機関からの支援状況

column 活用できる社会資源：障害のある子ども対象のサービスを調べてみよう！

介護保険とは違い、医療的ケア児の場合、在宅で利用できるサービスやサポート体制の整備は進められている途上である*。たとえば自宅でお風呂に入れる訪問入浴サービスも、地域によって、サービスの仕方にばらつきがある。対象となる子どもの居住地域にはどのような社会資源があるのか、確認してみよう。

基本的には相談支援専門員が相談にのってサービス調整を行うが、訪問看護師や地域の保健師が訪問や電話等で相談や情報提供をすることもある。

＊：医療的ケア児支援法の成立により、各自治体に医療的ケア児支援センターの設置が始まり、包括的な支援体制の構築が進められている（p.24参照）。

訪問前の準備

子どもの場合、医療保険で訪問看護を受けるため、1回の訪問時間は30～90分の範囲です（長時間訪問看護の対象児は90分を超えてもよい場合があります）。訪問看護師は限られた時間内にケアを提供できるように、子どもを観察しながら、ケアの優先順位を考え、ケアの組み立てを臨機応変に行います。

訪問看護師が工夫しているケアの順序や方法の意味を理解できるように事前準備をしましょう。

病院では、ケア提供をするのは基本的に看護師ですが、在宅でのケアを日々行っているのは家族であり、それぞれの家族で工夫している方法や注意していることが異なります。ふだん家族がどのようなスケジュールや方法でケアをしているのかを知り、それを尊重しながら、子どもにとって一番適切なやり方を家族と相談しながらサポートする姿勢が大切です。

訪問看護では、医師の訪問看護指示書をもとに訪問看護計画書が立てられています。その子どもになぜ訪問看護が必要なのかを理解して、学生が訪問計画を立てる際は、これらの内容を参考にしましょう。

訪問前の準備をしっかり行い、学生自身がどのような動きをすればよいのかシミュレーションしておくことが重要です。

❶ 情報収集

訪問看護の実習では、対象となる子どもや家族を幾度も観察したり話を聞くことは、難しい場合が多いものです。訪問前には、実習記録用紙の項目を確認して、訪問時、何に注目すべきなのか、目的意識をもって実習に臨めるようにします。在宅での生活の経過や家族の今までの気持ち等も捉えて、子どもの生活をイメージして、その子ども特有のケアの方法や注意事項等も必ず確認するようにしましょう。

1 観察すべき項目の確認

カルテから対象となる子どもの年齢、疾病、家族構成、医師の訪問看護指示書、訪問看護計画書等に目を通しておきます。家族構成をジェノグラム（p.170 column参照）に書いてみることでどんな家族かイメージしてみましょう。

ケースによってはカルテの情報がかなり多くなることがあります。

まずは、診断名や障害の種類、年齢、医療的ケアの種類や内容、訪問看護計画（特に1週間の訪問回数、実施するケアの内容）を確認し、その医療的ケアがなぜ行われているかを把握しましょう。訪問看護以外に、利用しているサービスや社会資源は何があるのでしょうか。利用している社会資源がある場合は、なぜその社会資源を利用しているのかを考えてみましょう

病気の経過が長期の場合はなかなか把握しにくいので、同行する訪問看護師に聞いてみるとよいでしょう。しかし、「○ちゃんについて教えてください」と、大まかに尋ねると、同行する訪問看護師は学生が何を聞きたいのか不明瞭なため答えづらくなります。そこで、「○ちゃんの特徴を教えてください」「○ちゃんの△月□日までの状況はわかったのですが、その前の入院に至った経緯について教えてください」「○ちゃんの今後の見通しについて教えてください」というように、どのような情報が欲しいのかを具体的に伝えるとよいでしょう。

❷ 事前の打ち合わせ

遅くても訪問の前日には、訪問事例を紹介されます。見学実習であっても、学生は訪問に備えて、訪問の目標を明確にして実習計画を立て、同行する日の朝には訪問看護師に計画を伝えます。

訪問看護では、限られた時間内でのケアになるので、次回の訪問看護までの期間を考慮し、起こり得る事柄の予測を立てながらケアを行います。学生が計画しても優先順位が異なっていたり、イメージしていた子どもの状態とは違うことで、計画したケアの実施が難しいこともあるので、事前の打ち合わせが必要です。打ち合わせは、移動中の車中で行われることもありますので、車酔いする学生は、酔い止め薬を準備しておくことをお勧めします。

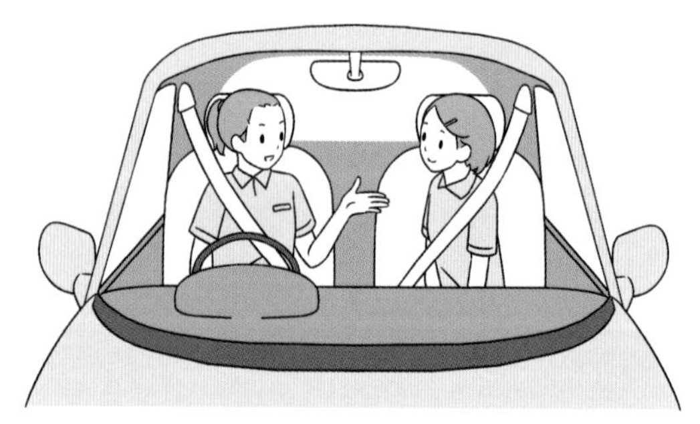

3 訪問中の見学とケア

❶ 実習中の観察とケアへの参加

1 表情の変化や子どもの発するサインを見逃さないためにはどうする？

重度の障害のある子どもに初めて会う場合、子どもの表情の変化や反応は一瞬なので、“変化やサインを見逃さない”という強い気持ちで注意深く見ていなければ微妙な変化に気が付かないことがあります。

また、呼吸器をつけている子どもの姿に驚いてしまうかもしれません。しかし、「○ちゃん、こんにちは」「今日はポカポカしていいお天気ですよ」「今日はしとしと雨ですよ」等と言葉がけをしてみると反応してくれることもあります。そして、少しでも表情に変化を感じた場面では、「今、笑いましたか？」と言葉にしてみてください。すると家族から、「○ちゃんは、これをすると喜ぶのよ」「お客さんが来てくれることを楽しみにしているのよ」といった話が聞け、その子どものことをより深く知るきっかけになります。

2 療養環境の観察

病院では医療者によって環境が管理されていますが、在宅での環境は多種多様です。子どもが生活している部屋の間取りや、日当たり、医療器具の配置・配線、水回り、医療器具を清潔に保つための工夫、地震による落下物や家具の転倒の危険性等を観察しましょう。これらを観察することで、養育者の動線の複雑さによる負担、医療的ケアに必要な物品配置の改善点等のアセスメントにつながります。

3 看護計画に沿ったケアへの参加

バイタルサインの測定や保清、リハビリテーション等少しでも実践できそうな場合は、看護師や親に確認したうえで、子どもに声かけをしながら積極的にケアに参加しましょう。

ただし、ケアに参加させてもらう場合には準備が必要です。たとえば、子どものバイタルサイン測定を行う場合、経験がなければ訪問までに教科書等で手技や注意事項の確認を行っておきましょう。リハビリテーションであれば、どこの部位をどれくらいの時間をかけて、どのように行うのか等、事前に看護師に確認してから実施しましょう。また、学生が計画したケアがある場合は、必ず事前に同行の訪問看護師に伝えてください。

4　遊びの工夫

子どもの状態によっては、発達や季節に合った遊びができる場合があります。重症心身障害児の場合、障害の程度によって、反応を返せる子どももいれば、反応が読み取りにくい子どももいます。反応が乏しい場合にはどんな声かけをしたらよいか、どんな遊びを提供したらよいか戸惑う学生もいますが、子どもは反応を返さなくても、優しい言葉かけや触れ合いを心地よく感じるはずです。

自分で手を動かして遊べる子どもの場合には、好きな絵を描いてもらったり、一緒に手遊びをするなどもできます。自発運動ができない場合でも、絵本を読んだり、歌に合わせて子どもの身体に触れたりする遊びができます。視覚、触覚、聴覚などの感覚を刺激する遊びは、子どもの脳の発達を促すといわれています。季節に応じたイベントなら、節分、ひな祭り、端午の節句、七夕、お月見、ハロウィン、クリスマス等、学生の自由な発想を活かして楽しめるとよいですね。子どもの状況に合わせて準備し、実施の時間を考慮して、工夫してみましょう。

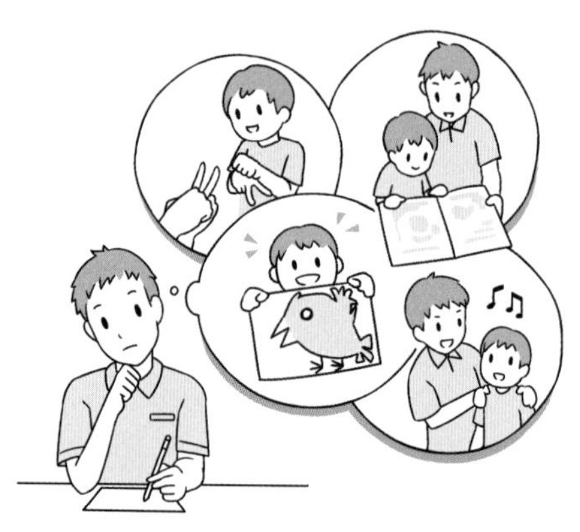

5　家族の観察と関わり

医療的ケア児の主な養育者は、毎日昼夜の区別なくケアを行う場合があります。養育者は自分の体調よりも医療的ケア児の世話を優先させて生活をしている場合が見受けられます。

訪問時に、「昨日は、○ちゃん、痰が多くて、なかなか寝なかったのよね」といった発言があった場合、養育者も十分な睡眠がとれていないことが想像できます。養育者が言葉に出さなくても、疲れた顔や何度もあくびをしていることに看護師が気づくこともあります。看護師がどのような視点で、家族を見て言葉をかけているのか、そのときの家族の反応を注意深く観察することで、養育者に関するアセスメントのヒントになります。

複数回の訪問ができる場合は、前回の訪問と今回の訪問での家族の様子を比較してみましょう。また、レスパイトの時期や方法を聞かせてもらうことで、養育者の体調を管理する視点と社会資源の活用についてのアセスメントもできます。看護師と家族の関わりを参考にして、家族へのねぎらいの言葉を学生もかけてみてはどうでしょうか。学生の一言で、励まされる家族もいるかもしれません。

❷ 子どもの訪問看護の場合に、特に気をつけたい訪問中のマナー

訪問看護は、子どもや家族と訪問看護師の信頼関係のもとに成り立ちます。子どもの場合、親が子どものことを心配するあまり、他者にケアを依頼することが不安で、訪問看護師との関係をつくるまでに時間がかかる場合もあります。一方で、学生の訪問を承諾してくれる子どもの家族の多くは、「わが子を見てほしい」「わが子に触れてほしい」「学生のうちから、医療的ケア児の在宅での生活を知ってもらい、看護職になってから活かしてほしい」という思いをもっています。家族の気持ちに応えるためにマナーは重要となります。学生の不適切な振る舞いで、家族や訪問看護師に迷惑を及ぼさないように心がけましょう。

お宅に伺ったら、まずは、笑顔で「おはようございます（こんにちは)。学生の○○です。よろしくお願いします」と元気よく挨拶し、帰り際には、家の中に迎え入れてくださった感謝を込めて「ありがとうございました」とていねいにお辞儀をして、お礼を伝えましょう。

挨拶や基本的な礼儀など、在宅看護の授業や実習で学んでいることは子どもの訪問看護でも大切ですが、子どもの訪問看護の実習の際に、特に気をつけるマナーを下記にまとめています。

1 見学時の場所や姿勢

子どもの訪問看護の実習では見学だけの場合もあり、初めて伺ったお宅で見学する場所や姿勢に困ることもあるかもしれません。

訪問看護師が行うケアを間近で見るために、ケアを見学できる位置に立ちたくなり

ますが、ケアを受けている子どもの気持ちを考えた立ち位置にしましょう。多くの子どもは病院と同じようにベッドを利用しています。子どもの顔が見えないような離れた場所ではなく、ケアのじゃまにならないように気をつけながらも、子どもの顔が見えて、子どもに触れることのできる場所で見学するようにしましょう。子どもの頭の上から見下ろす位置に立つと、子どもは恐怖を感じるので、子どもの目線の高さに合わせて、近くにしゃがんだり、腰をかがめてみるなど、子どもが親しみを感じられるような立ち位置を考えて、その場所でよいかどうかを訪問看護師に確認してみましょう。

2 訪問先にある物の使い方

医療的ケア児のお宅では、感染予防に気を使っています。そのために、訪問時には手洗い場を借りることがありますが、タオルは自分の物を使いましょう。

ケア中に家族のティッシュやタオル等を使用する場合、勝手に使わず、「お借りしていいですか」または「お借りします」と声をかけてから使用しましょう。ティッシュの使用によるコストや使用したタオルの洗濯によって家族にかかる負担を考えることが大切です。

また、使った物は必ず元の場所に戻します。いつもの場所にないと後で家族が使おうと思ったときに探すことになり、急な子どものケアに支障をきたすことがあるかもしれません。

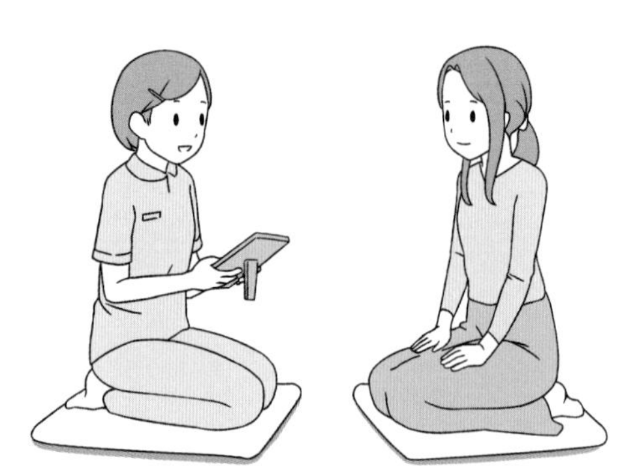

かわいらしい子どもの写真やおもちゃがあっても、勝手に触れたりはせず、触れてもいいと言われたときには、「見せてもらっていいですか」と断りを伝えてからていねいに扱いましょう。

3 子どもや家族にとって利点となるような関わりをしよう

訪問看護は、外出がなかなかできない医療的ケア児にとって、家族とは違う人と会う機会となります。さまざまな人と関わることが刺激となり、子どもの情緒的・社会的発達につながります。学生との関わりがその子どもにとっても心地よさを引き出せると素敵ですね。

学生が子どもの目線に合わせ、話しかけたり、優しくていねいに子どもに接することで、家族は「わが子を大切にしてもらえている」と嬉しく思うものです。このような気もちを家族にもってもらえることは、精神的にも身体的にも疲労を抱えている家族への支援にもつながります。

学生が訪問に同行し、清潔のケアや訪問看護師とともに左右同時の関節可動域（ROM）訓練に参加することで、ケアにかかる時間が短縮される場合があります。ケアの時間にゆとりが生じると、訪問看護師は家族の話をゆっくり聞くことが可能となります。

訪問後の振り返り

訪問に行ったあとには、振り返りをして学んだことを整理しましょう。

学生の一度きりの訪問では、行ったケアを評価することは難しいかもしれませんが、行ったケアと同時に子どもの反応や養育者の言動を時系列に思い起こしてみましょう。

① 最初に行ったバイタルサイン測定や顔色、子どもの今日の反応、皮膚の状況等の観察結果

② ケアの前に聞いた養育者からの情報（前回の訪問後からの経過や本日の様子）やケア時の養育者の反応（ケアに対する気持ちや養育者の判断など）

③ 訪問看護師が行ったケアの様子（ケアの順序や工夫した方法）や自分が行ったケアの状況（観察したことをどのようにアセスメントして、または助言を受けて、ケアの順序や方法を工夫したのか）

このような順番で思い起こすと、自分が進めたプロセスの理解につながります。

❶ 振り返りの例

訪問後の振り返りでは、学生が行ったり見学したりした子どもへのケアとともに、事例全体を振り返ることで、子どもや家族の生活から看護支援の必要性を考えることができます。看護師養成校によって、記録の様式は異なりますが、以下のような視点でまとめると、子どもの訪問看護の意味を振り返ることができます。在宅看護の実習では、見学のみで学内での振り返りが主となることもあります。下記の事例をもとに、見学後にどのようにまとめるとよいのか振り返りの方法を提示します。

事例　医療的ケア児への訪問看護を見学した際の振り返り

・4歳児。Aちゃん。妊娠高血圧症候群にて在胎26週、760gで出生。

・現病歴：低酸素脳症による難治性てんかん。

・寝返り、自力での座位の保持は困難。気管切開しており夜間は人工呼吸器装着。たびたび痰の吸引が必要。両親と母方の祖母は吸引ができる。筋緊張が強

い。胃ろうより栄養注入。おむつ着用。発語はないが、快・不快は表情で表現する。

・家族：父親（35歳）、母親（37歳）、姉（7歳：小学1年生）の4人暮らし。

・車で5分のところに、母方の祖父（63歳）、祖母（62歳）、母親の妹が居住している。母親の妹は時々、買い物や細々とした支援をしてくれる。祖父が姉の習いごとの送迎をしてくれる。

・主治医は、子ども病院の小児科医。主たる疾患を診ており、入院が必要な場合の対応をしている。在宅医は近隣の小児科医で、日常的な医療的ケアを含む健康管理と自宅で必要なガーゼや吸引用チューブ等の衛生材料を処方し、予防接種などを実施している。

・訪問看護事業所より、週に2回訪問（1回は看護師。もう1回は理学療法士）。訪問目的は、全身管理、気管切開部および胃ろう挿入部の観察、清潔の保持、排便コントロール、関節運動、家族の相談。

・小児慢性特定疾病受給者証あり。

・保健所保健師は、小児慢性特定疾病の医療費助成の手続き、相談、情報提供を行い、市町村保健師は、相談にのったり社会資源に関する情報提供をしている。

・週1回、母親と療育センターに通っている。

1 健康状態や医療的ケアの状況

a 子どもの健康状態と実施したケアの内容、順番

実施したケアの内容と順番から、子どもへのケアの優先度とその根拠や理由を検討します。子どもの病状によって調整された部分はどこかを振り返ります。

事例に対する記録の例

訪問看護師は、バイタルサイン測定と母親からの情報収集を行い、本日の清潔ケアの方法を家族と相談した。入浴を行う予定であったが、痰の量が多いことや、微熱傾向であったことから、清拭に変更した。入浴は週に1回しかできないため、母親は入浴をさせたい気持ちもあるようたが、入浴は身体的な負担が大きいため、慎重な判断がされたのではないかと考えた。Aちゃんは免疫力が低いの

で、今日の症状から感染の可能性も考え、悪化しないための対応がなされたと思う。清拭時には全身状態を確認し、特に気管切開部と胃ろう挿入部の皮膚の状態を注意してみていた。本日の観察では発赤や腫脹、滲出物はなかったが、以前発赤があったときにAちゃんが気にして手で触っていたこともあるとのことで、感染や苦痛の原因を早期発見するためにも、毎回必ず観察する必要があるとわかった。

b　使用物品、配置、ケアの工夫

使用している物品や配置の病院との違い、どのような物を使用して、ケアを行っているのか注意深く観察することで、各家庭での工夫を把握します。

事例に対する記録の例

痰の吸引回数が多いので、母親はすぐに吸引できるように食品用のタッパーに吸引カテーテルを入れて管理していた。タッパーは毎日、漂白剤に浸けて消毒するために、2つ準備して順番に使っていると言われていた。病院と同じ方法をとらなくても、自宅でできる消毒方法で、清潔に保てる工夫を母親なりに考えて実施していることがわかった。この方法は訪問看護師と相談しながら決めたと聞き、自宅で行っている方法が適切かどうかをアセスメントして、よりよい方法があれば、それを伝えて改善することも訪問看護師の役割だと考えた。

2　子どもの生活状況

a　1日のスケジュール、通っている施設

子どもの食事、ケアなどの生活スケジュール、受けている社会的支援の参加状況など、母親から聞き取った内容をまとめます。

事例に対する記録の例

食事は、1日4回（7時、12時、18時、22時）胃ろうから約30分かけて摂っている。注入の前におむつ交換や必要なときは吸引をしている。毎週、月曜日の午前中に訪問看護の予定が入っている。訪問看護師に話しかけられると嬉しそうな表情になる。療育センターへの通園は水曜日の午前。車でのお出かけは好き

で、療育センターに行くと表情が柔らかくなり、楽しんでいる様子。リハビリテーションは、毎週木曜日の午後の予定。リハビリテーション技師が大好きで、リハビリテーションの時間は機嫌がよい。以上の話から、Aちゃんには、定期的に外出する機会があり、さまざまな専門職から支援を受けていることがわかった。また、家族以外の人と関わることを楽しんでいるということから、一つひとつの経験がAちゃんの情緒的発達に影響を及ぼしていると考えた。

b　子どもが好きなこと、希望、目標、思い

子どもの個別性が捉えられる情報を把握します。子どもの思いが直接捉えられない場合には、母親が掴んでいる子どもの思いや、普段の状況を聞いた内容から把握します。

事例に対する記録の例

母親から、普段家族と一緒にテレビを見ていて、子どもの歌番組の音声を流したり、姉が歌を歌うと嬉しそうな表情をすることや、寝る前に父親に手足のマッサージをしてもらうことが好きという情報を得た。このことから、家族との交流が持てていて、にぎやかに過ごすことが、Aちゃんにとって嬉しいことであることが理解できた。訪問でAちゃんを観察しただけではわからない状況が、母親に話を聞くことで理解できたため、次回はAちゃんの好きな歌を歌ったり音楽を流すことを遊びに取り入れていくことで、Aちゃんに喜んでもらえるのではないかと考えた。

3　家族の生活状況

a　ケアの実施者の役割分担や負担の状況

誰がいつ、どんなケアを実施しているのかという情報から、ケア実施の偏り（負担）の有無を把握します。そこから、家族の負担や社会参加の可能性が考えられます。たとえば、吸引が必要な場合、家族の中で誰が実施できるのか、夜間の吸引は誰が行っているのかなどは、実施者の睡眠に影響することが考えられます。また、ケアの代替者はいるのかを把握することで、主たる養育者は休息をとれているのか、外出したいときに出かけられるのかということを考えることができます。

事例に対する記録の例

基本的には母親がすべての医療的ケアを行っており、夜間は母親がＡちゃんのベッドの横に布団を敷いて寝ている。母親は明るくＡちゃんの話をしてくれたが、訪問看護師が清拭しているときにあくびをするなど、睡眠が十分とれていないように感じた。

父親は吸引に対して苦手意識があるが、休日には行っているので、家族内での役割分担ができていて母親の負担の軽減になると考えられた。祖母も吸引を実施できるので、母親が外出する際には祖母にＡちゃんを見てもらっていることから、母親のリフレッシュの時間を確保することはできると思った。

b 家族全体の関係性やサポート状況の把握

子どもは家族の中で暮らしているため、家族内の関係性や生活状況を把握します。ジェノグラムやエコマップは、家族の生活状況を一目で把握できる便利なツールです。2つのツールを併せて使うことで、家族構成だけではなく、家族内の関係性や生活が誰に支えられているのかなどを考えることができます。関係性を把握する際には、家族の中の約束事や習慣などもあれば聞いておきます。また、エコマップは社会的なサポート状況も含んでおり、家族がどのような専門職からサポートを受けているかを理解できます。多職種の具体的な支援は、社会的サポート状況で説明します。

column ジェノグラムとエコマップ

【ジェノグラム（家系図）】

対象者を中心にして、家族や親族を図式化する。家族との関係を整理することで、対象者を支援するときに欠かせない人物を把握しやすい。

【エコマップ】

対象者を中心として、家族や周囲の支援している人、関わっている職種や機関等の相関関係を示す。社会資源の活用が広い視点で確認でき、生体地図ともいわれる。エコマップは、複雑な家族の人間関係をアセスメント（評価）し、そこに課題や改善の可能性、解消したい関係性等を視覚的に「見える化」できる便利なツールである（**図1**）。

事例に対する記録の例

この家族では母親が主な養育者で、Aちゃんへは家族全員が支援を行い、祖母や母親の妹からも手伝いがあることがわかった。Aちゃんの姉に対しては両親のほか祖父の支援があり、周囲の大人全員でAちゃんと姉の育児をしていると思った。この事例では、好ましくない対立関係はないと考えた（**図1**）。

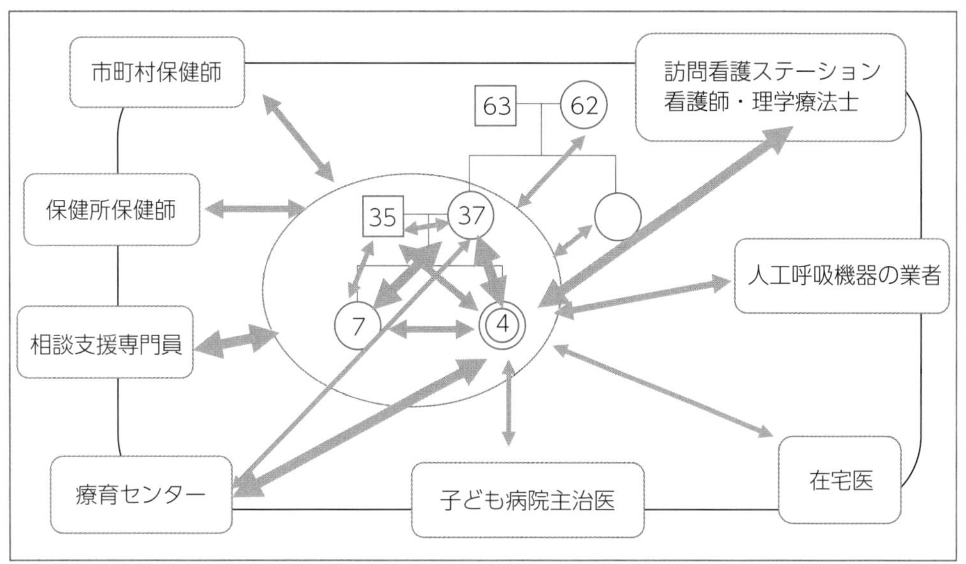

図1 Aちゃんのエコマップ

column エコマップの書き方

対象者との関係性を示す矢印を、以下のような約束事を決めて記載するとわかりやすい。線の太さを変えたり、色を変えたりして表現すると関係性の強弱を表現することができる。実線の太いものほど重要となる（**図2**）。

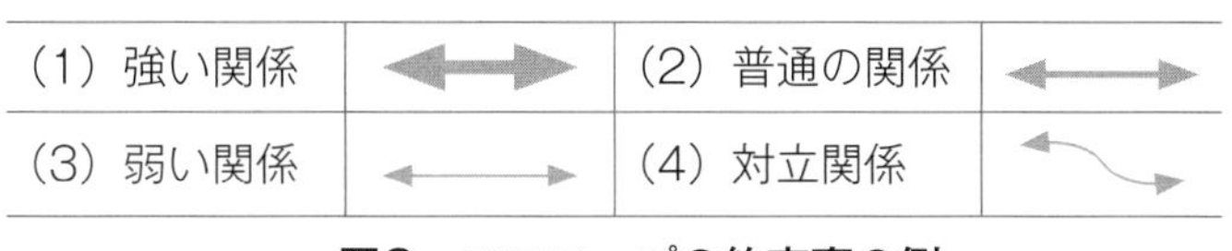

（1）強い関係		（2）普通の関係	
（3）弱い関係		（4）対立関係	

図2　エコマップの約束事の例

c　家族の生活環境の把握

家族の生活状況を把握するためには、生活環境を知ることも重要です。間取りや物品配置を観察することで、家族のケアのしやすさや生活の動線などをみることができます。さらに、臭気や明るさなども観察できると、生活環境の快適さなどの評価もできます。

間取り図は、覚えている範囲で図式化すればよいので、間取りを覚えようとしてキョロキョロしないように注意します。実際には数回の訪問を通して把握できたことを書き込みます。実習では1回のみの訪問となるかもしれないので、きょうだいや他の事柄は同行の訪問看護師から情報を得るとよいでしょう。

column　間取り図と物品配置の把握方法とその意味

間取り図は平面図で、家の構造やベッド、医療機器の配置等を大まかにわかりやすく図式する。入口から子どものいる居室までの動線、ケアを行う際に使用する水回りへの動線を主に観察するとよい。

住環境（日当たり）、水回りの動線や物の置き場所等から家族の生活と子どもの世話のしやすさ等をアセスメントできる。子どもの居場所、他の家族員との交流の場を把握すると、家族の中での子どもの位置を知ることができる。

事例に対する記録の例

家族が集まるリビングと一体となる部屋がAちゃんの居場所となっていた。日当たり、風通しがよく、エアコンで温度調整ができ、家族と一緒にいることがいつも感じられる場所にベッドが置かれていることから、Aちゃんは家族の中心であり、とても大切な存在なのだと感じた。

Aちゃんは療育センターに行くときは車で移動する。居室から庭に出てスロープを通り車に乗り込めて動線がよい。外出には吸引器やバッテリー、バギーなどたくさんの荷物が必要になるため、動線がよいと準備がしやすく、外出時の家族の負担の軽減になっていると思った。

浴室、外流しへの動線がよく、排泄物の臭いはせず、ごみなどは庭の蓋つきゴミ箱に保管されていて清潔な環境であると感じた。

吸引器等はベッドの脇に整理されていて、家族が医療的ケアをしやすい配置にしているのだと思った。Aちゃんのケアと食事の用意などのための動線は短く、母親はAちゃんの様子を見ながら、家事を行っていることがわかった。看護師は、母親の生活の様子を観察しながら、母親の負担のアセスメントを行う必要があると考えた。

Aちゃんの姉、父親の寝室は2階にあるとの情報があった（**図3**）。

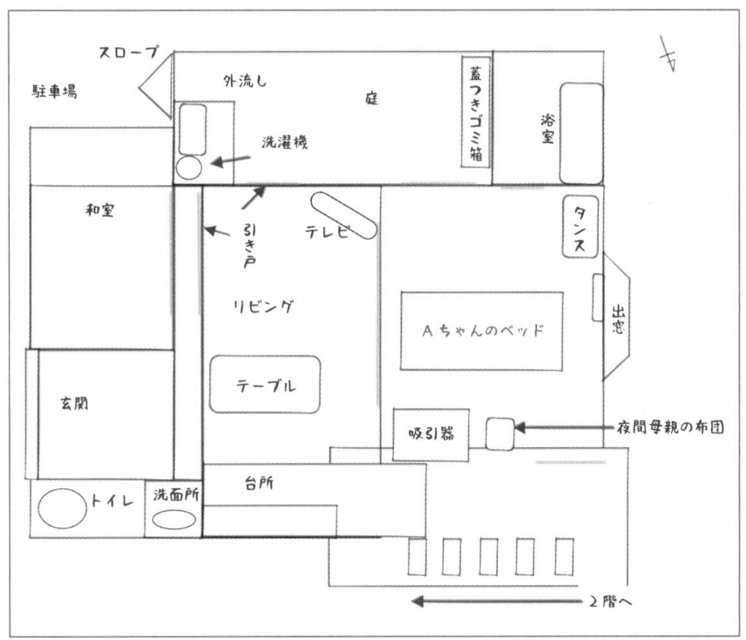

図3 間取り図

生活環境を考えるうえでは、災害時の対策を把握しておくことも重要です。Aちゃんが自宅で災害にあった場合どのようなものが必要になるか、生活がどうなるか考えてみよう。

column 医療的ケア児に必要な災害への備え

災害はいつ起こるかわからないため、必要なことを予測した準備を医療者が支援する。災害時には停電が発生する可能性が大きいため、医療機器（人工呼吸器・吸引器等）の電源を確保することが不可欠となる。各家庭で予備の外部バッテリーや蓄電池、発電機を準備している場合もある。ただし、長期間になると電気が不足するため、地域で電気の提供を受けられる場所を把握しておくことも必要になる。消防や警察などに事前に連絡しておくと緊急時の支援を受けやすい。避難場所、避難経路の把握や、持ち出し物品の整備等どのような備えをしているのかを聞くことで、家族の防災意識を知ることができる。

4 社会的なサポート状況：連携職種、社会資源

エコマップで把握した利用しているサービスや社会資源について、詳しい支援内容をまとめます。社会的なサポート状況だけではなく、社会資源の活用状況から子どもや家族の生活の広がりをアセスメントでき、医療的ケア児の居住地域での支援体制の理解につながります。

事例に対する記録の例

エコマップからＡちゃんと家族は、訪問看護師、理学療法士、療育センター、相談支援専門員とのつながりが強いことがわかった。訪問看護師は家族の生活上のさまざまな相談に対応しており、特にＡちゃんの健康については母親の一番の心配ごとなので、常に安心できるように関わっていた。看護師では判断できない内容については、在宅医に相談しているということだった。相談支援専門員と訪問看護師は連絡を取りあっており、福祉サービスのことは、相談支援専門員に連絡しておくという説明がされた。Ａちゃんと家族をとりまく専門職は、連携しながら支援を行っていることを学んだ。

このように訪問事例を振り返ると、地域で継続的に子どもの成長と家族の暮らしを支援する看護職として、さまざまな視点で家族関係や暮らしの様子をみていることが

「見える化」できたと思います。こうした振り返りは大切です。

小児の在宅看護を学ぶことで、子どもに病気や障害があっても、日常的に医療的ケアが必要であっても地域で生活することは特別なことではないということが実感できます。看護職の役割は、対象となる子どもや家族の特性に違いは大きくても、子どもと家族の健康を保持して、子どもの健やかな成長発達を支え、子どもと家族の希みをかなえることです。病院だけではなく、さまざまな場所で看護職は子どもと家族の生活を支援していることを経験的に学習できるといいですね。

【文献】

1) 厚生労働省「医療的ケア児及びその家族に対する支援に関する法律」について https://www.mhlw.go.jp/content/12601000/000794739.pdf（閲覧日 2022 年 8 月 10 日）
2) 佐鹿孝子, 久保恭子, 川合美奈, 他：医療的ケア児の社会生活を支える親のエンパワーメントの過程, 日小児看護会誌, 29：175-183.2020.
3) 小坂素子：医療的ケア児の母親が在宅生活で“母親なりのケア”を獲得するプロセス．家族看護研，27(1)：2-12, 2021.
4) Nakakita Y, Tomari Y：Lifestyle adjustment process to maintain family life for mothers with children who need home medical care. Open Journal of Health 10：1679-1696. 2018.

終章

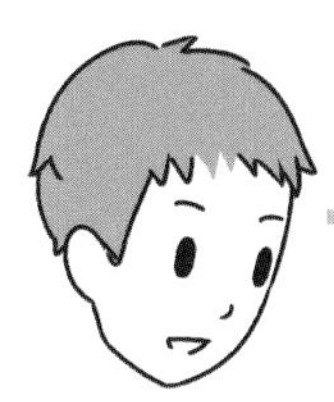

小児看護学実習の経験を活かすまとめと獲得した学習成果の活用

病院や障害児入所施設、保育所・幼稚園・学校などいくつかの場所で実習を行った学生も多いと思います。また、病院でも病棟だけでなく、外来も経験したのではないでしょうか。実習中のいろいろな場面での自身の経験を思い出し、何を学んだのか、何を学べたのかを今一度掘り起こし、学びを深めるために振り返りの視点を紹介します。

1 小児看護学実習で得た学びを統合する必要性

実習中は日々のカンファレンスや実習終了後の反省会など、幾度かにわたって振り返りをしたと思います。その一連の内容を思い出してみましょう。実習全体を改めて振り返ることで、実習での学習成果を掘り起こし、自分の記憶にとどめることができます。まず、振り返りの必要性を説明します。

表1はこれまでに小児看護学実習で、先輩が学びとしてあげた内容を要約したものです。みなさんもこのような内容を話し合ったり、考えたりしませんでしたか。

表1 小児看護学実習を終えた学生の学びの要約

① 健康障害の見通しを踏まえ、成長発達段階に応じた子どもの生活をイメージする大切さ
② 今の時点だけではない長期的見通しをもち、子どもと家族に起こり得る問題の予測とフォローを考えること
③ 長期的フォローを必要とする疾患と看護職の役割
④ 子どもとの関係づくりは難しい。言葉で話さない子どもの気持ちを想像する大切さ
⑤ それぞれの子どもの成長発達に応じたケアを工夫できたこと
⑥ 子どもの年齢に応じた説明など子どもの人権、意思の尊重の実施や方法

この6つをよく読むと2つの視点がみえてきます。

①②③は、子どもの健康障害を踏まえて少し先の在宅での生活を見通すこと

④⑤⑥は、発達段階や健康障害の個別性など子どもの特徴を踏まえた看護ケアの実践になります。

小児看護学実習での学びを他の看護領域で活用するにはどのように考えるとよいかということを意識にとどめておくと、今後の看護に役立ちます。

小児看護学実習の全体を振り返り、自分は何をしてきたのか、何を感じ考えたのか、これらの実習経験を振り返り、学習の成果を目に見えるように言葉にしてみましょう。これを**可視化**とか、**言語化**といいます。学びを深めるためには、言葉にして誰かに話すと脳を活性化できるので、実習中にカンファレンスなどをしてきたわけです。それをもう一度実習後に振り返って深めるためには、どんな方法があり、どんな

意味があるのでしょうか。実習の経験を深めるための思考について、考えてみます。

人は、自分のまわりで起きるさまざまな現象を知覚し続けて心像（知覚心像）をもちます。そして、これまでに心に蓄積されている心像（記憶心像）と照らし合わせて、新たに記憶心像が更新されます[1)]。

図1に示したように、実習の場において、見たり、聞いたり、子どもとの相互作用などの経験を知覚する（知覚心像）と、これまでに記憶されている心像（記憶心像）と照合・比較することで記憶心像が更新されます。記憶心像には、既有知識と関連付けて構造化して蓄積する方式で記憶されます[2)]。

知覚心像と記憶心像とを照合・比較する場合、記憶心像にある知識によって結論が導かれます。こういう思考を推論といいます。頭を巡らせて関連づけて整理すると学習効果が上がります。**図1**の右に描かれている学生のように、実習後に客観的に実習経験の場面や事例の状況がどのようになっていたのか、振り返りをしながら、メモをしたり、描写したり、成果を人に伝えられるようにします。そうすることで、思考が深まったり、広がったりします。

思考が深まるとは詳細になる、同じものの細部がわかること

思考が広がるとは内容が豊富になることや種類が増えること

さあ、実習を思い出して、何をどのように考えるのか振り返ってみましょう。

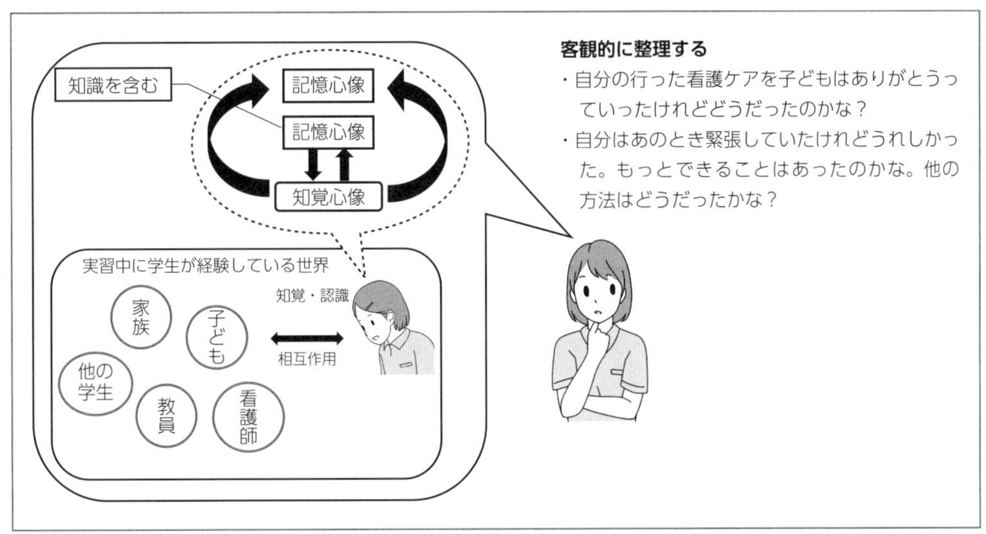

図1 実習での経験を深める思考

2 子どもの生活の場の変化を繋げて少し先の状況を見通す

❶ 健康回復や治癒の見通し、その先の生活をイメージする

健康障害の回復や症状の改善がみられると、退院の許可が出て、子どもは自宅に戻ります。私たち看護師は、在宅での生活も見通して、看護支援を行っていくことが大切です。実習では支援まで行えなくても、在宅で生活する視点をもって看護支援を考えることが大切です。実習の場では考えられなくても、振り返って考えてみると、生活を見通した看護とはどういうものであったのか、学びを深めることができます。

1 健康回復や治癒の見通しについて振り返るときの視点

子どもの健康障害の症状の改善として、どの程度の日数でどうなっていくのかについて基本的な学習はしていると思いますが、この子どもの場合はどうかを情報収集して、発達段階も踏まえ、退院後にどれぐらい自宅で養生していると体力がつきいつもの生活に戻れるのか。保育所や学校に通学できるようになるにはどれぐらいの日数がかかるのか。健康回復の程度と子どもの生活を想像してみます。

例えば肺炎や気管支炎などの急性疾患で入院していた子ども、あるいは腎炎などの慢性疾患の子どもでは、健康障害の特徴や年齢を考慮すると、退院後の自宅での健康障害への注意事項や回復の程度が異なります。健康回復とその先の生活を見通すことができると看護が広がります。

❷ 子どもの生活の場の変化と支援者との連携

退院後に外来受診の指示がでているのか、完治となって必要ないのか、あるいは保育所や学校への登園登校開始の時期、学校での行動の制限について、子どもの体力の回復を考慮し把握していましたか。行動制限は学校内の行事や体育への参加など学校生活全般にわたり、健康障害の種類や回復の程度によって異なります。家族が保育所や学校で健康状態に対して配慮してほしいことを、担当の保育士・教諭とどのように相談・調整をするとよいのかについて支援することも看護師の役割です。退院後の少し先のことで家族に助言できることはなんでしょうか。振り返ってみましょう。

保育所や学校で実習した学生は、見学した子どもたちの様子と、保育士・教諭の健康観察への対応などを思い出し、退院後の子どもの集団生活への復帰を合わせて考えると視野が広がります。保護者は子どもを安心して登園登校させるために、医療者からの退院指導などの内容を元に保育所や学校に連絡や相談を行います。具体的には、骨折の子どもの場合ギプスや装具の装着はいつまで続くのか、装具がとれた後のリハビリテーションの変化などの情報の共有が必要になります。保育所や学校では、どんな職種の人が対応していましたか。自分が関わっていなくても同じ仲間の経験も聞いて考えましょう。

❸ 健康障害のある子どもの心理社会的発達

健康障害のある子どもの心理社会的発達の視点も重要です。健康を害した子どもはただ周囲からケアを受けるだけではなく、その子ども自身が自分の健康障害に対していろいろな感情を抱きます。これまでに接したことがない人たちや環境、雰囲気から何らかの威圧感を受けたり、身体症状の辛さなど子ども自身の意識に上らないまでもさまざまな気持ちを感じるものです。そういう中で、看護師等医療者などが子どもたちに関わることは、ある面では子どもの社会を広げることになります。それまで当たり前にいた家族や友人と離れる辛い経験をすることは、子どもにとって好ましいことではないかもしれませんが、別の見方をすると心理社会的発達が促されている面があります。

さまざまな経験をしている子どもたちと実習で関わり、学生のみなさんは子どもをどのように捉えましたか。子どもが経験しているであろう世界を想像し、自分はどんなふうに子どもを捉えているのかを振り返ってみましょう。

3 学生自身の実習経験を活かす

実習中、子どもと関わった経験から子どもをどのように捉えましたか。目を閉じて少し深呼吸して子どもとの情景を目に浮かべてみましょう。子どもと自分がいた様子をどんなふうに思い出しますか。そのとき、自分の気持ちはどうでしたか。自分の感情は温かい？　思わずニコッとする気持ち？　いやいや、子どもは難しいと眉をしかめましたか。想像した子どもの年齢や状況でも異なるでしょうが、自分の子どものとらえ方を認識しておくことが大切です。子どものとらえ方はアセスメントに影響するので、子どもの状況をアセスメントするときの傾向を客観視できます。

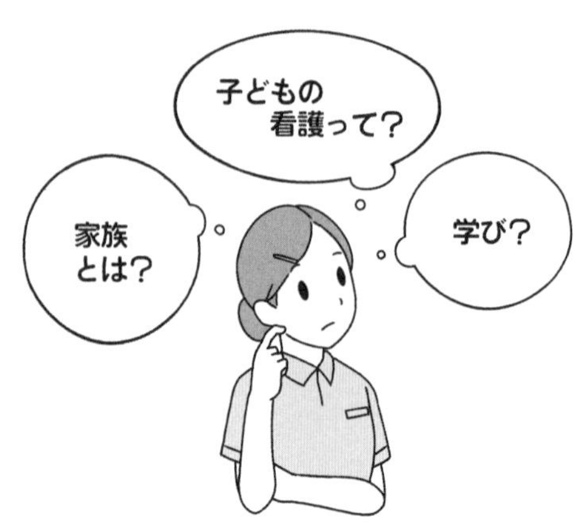

下記の事例を経験した学生になったつもりで考えてみましょう。

事例 学生は、急性リンパ性白血病の４歳の女の子を受けもった。子どもは化学療法による消化器症状で体調が悪く、機嫌も悪い様子であった。学生は何かできないかと思っていたが、二人になると子どもは「学生さんはあっち行って。来なくていい」と言うため、子どもに嫌われていると感じ、ナースステーションに戻ってくることが多かった。

しかし、教員から「お母さんも不在で、吐き気が強い4歳児が本当に一人になりたいのかな？」と言われたため、教員に誘われて訪室すると、子どもはベッド上で「ママー！」と泣いていた。教員がかけ寄るとピタリと泣き止んだ。教員から、子どもの寂しく辛い心情について説明を受け、子どもに信頼されるまでの関わりの必要性について考えた。

その後、教員が子どもに絵本を読み聞かせたが、途中で学生に交代し教員が引き上げると、子どもは「学生さんは読まなくていい」と言った。次の日は拒否されても、「私はＡちゃんが心配だからそばに居るね。絵本も私が読みたいから読ませてね。よかったら聞いててね」と絵本を読み続けると、子どもはじっと聞くようになった。子どもに拒否されても少しずつ関わることで、子どもは学生に対し徐々に心を開き、以前は「学生さんじゃダメ！」と看護師に限定していた排泄介助を学生に頼むなど、信頼を寄せるようになった。

実習の後半には、「学生さん、ウサギの絵本読んで」と、子どもからリクエストされるなど良好な関係ができた。頼られることで学生は自信を取り戻した。

❶ 病院でのまとめや振り返り

この事例を受けもった学生は、下記のように振り返りました。

1 子どもの気持ちに気づく

学生はまずこの子どもの気持ちを再度考えてみました。4歳は自分の感情をストレートに表現するので、「慣れない学生と一緒にいたくない」という気持ちや、慣れた看護師や頼れそうな教員の方がよいという気持ちがあったのは確かと考えました。一人でいるのは寂しいし辛い、子どもは自分の辛い状況を拒否という形で表現していることに最初は気づかなかったが、教員の説明を受けたことで気づきました。当初は子どもが嫌がっていることを言葉通りに捉えていましたが、子どもの気持ちに気づいたことで、学生は病室に子どもと二人で居づらいという気持ちから、子どもの辛い気持ちに寄り添いたいと変化したと、自分の考えが変わったきっかけを言語化しました。

このように、状況によっては子どもの言葉をそのまま受け取るのではなく、子どもの症状や状況から推測する必要があります。状況を詳細に捉えることで、寄り添いたいという気持ちが生まれた経験から、状況をしっかりと考える重要性を学びました。

2 子どもの状況に合わせた看護の仕方に気づく

この例では、学生は、教員の手助けで子どもの病室に居る手段として、絵本を読むという方法を見つけ、訪室する勇気をもらいました。黙って過ごすのではお互いに辛くなりますが、絵本を読んでいれば一緒にいる時間を共有することができます。それを、子どものためにしているという形ではなく、「自分が読みたいから読ませてね」というお願いの形にすることで、子どもに押し付けない方法を取りました。この接近の仕方は幼児にとても適していました。その子どもの特性とその子どもにとって今一番大切なことは何かを考え、傍にいる手段として「絵本」を読む。そうすることで、子どもの心が開き、子どもとの関係を作ることができました。

子どもへの接近は、子どもが受け入れやすい形で行う必要があり、幼児の特性、病状、性格などを考慮して、あきらめず根気よく関係を築いていく必要性に気づきました。

② 学内で実習の経験を深める

学生は学内でもう一度、振り返りをしました。再度の振り返りから、どのような学習成果を得たのでしょうか。一緒に考えてみましょう。

1 子どもの気持ちに気づくきっかけを振り返り、自分の気持ちを見直す

- 最初、子どものしんどい気持ちを考えるゆとりを持っていなかったが、先生と話して、自分の気持ちの中に嫌って言われて訪室を避けたい気持ちがあったことに気づいた。そのため子どもの言葉をそのままうのみにしようとしていたように思う。
- 先生に、「4歳の子どもがしんどいときに本当に一人でいたいかな」って言われて、子どもの気持ちを考えていなかった自分に気づいた。
- 子どもの言葉だけで判断したことは、病気の子どもの状況を考慮していなかった。
- 表面的な理解ではなく、この子どもの置かれた状況（しんどさなど）がわかるとケアを考えられる。これからの実習では、状況の判断（対象の年齢とそのときの症状、状況）ができるように考える。

2 対象者との関係性をつくることも看護になると考える

- 嫌がられているのにしつこく訪室すると、子どもに負担になるのではないかと心配だったが、先生から絵本の提案をもらい、子どもに負担をかけずに関わる方法がわかった。
- 絵本は、子どもの症状の感じ方を紛らわすツールだったと理解できた。
- 少しすると、子どもが絵本を読んでいると聞き耳を立てている様子に気づき、うれしかった。

・相手に必要なケアとなっているのかを子どもの反応を常に気にして見ていると、これでよいかどうかがわかってくる。徐々に打ち解けてくれたので、大丈夫という自信が湧いた。
・看護ケアは関係性の成立から始まるのか。関係性を作るプロセスも看護になると思った。
・看護をするには、対象の年齢とそのときの症状などの状況の判断に加えて、自分との関係性があってできると感じた。
・関係性がまだできていないときでもそばにいるだけでケアになる経験でもあった。
・子どものそばにいる方法を考え、工夫すればよいとわかった

3 事例の実習経験を深める思考のプロセス

学生は学内でのまとめの日に、実習で出会った急性リンパ性白血病の4歳の女の子への看護を実習中・実習直後の反省会での振り返りの記録や記憶を思い起こし、実習全体を通して振り返ってまとめてみると、**図2**のように学習成果を得る思考のプロセスを示すことができました。

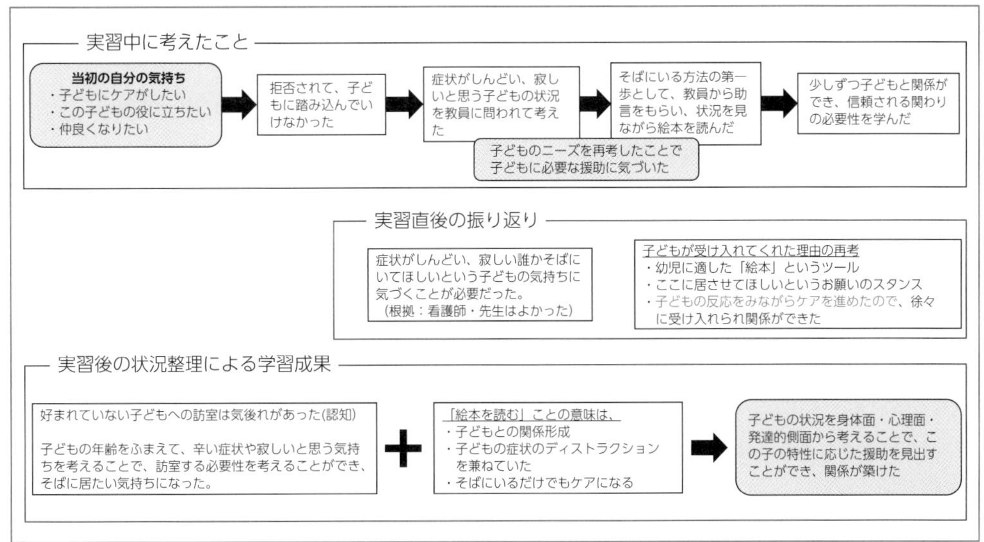

図2 事例に対する実習経験を深めた学生の思考プロセス

みなさんも、子どもとの関わりの学習成果が埋もれていないか探してみましょう。今ならどんな工夫がもっとできると思いますか。小児看護学実習の経験をまとめてみてください。

小児看護学実習の学習成果をすべての看護に活用する

小児看護学実習で得た学習成果は、他の看護領域にも活用することができます。そのためには、何が今後の看護に活用できるかを言語化しておくことが大切です。

小児看護では、発達途上の子どもを対象にして学びますが、子どもだからこそクローズアップされて見えるだけで、実際にはどの発達段階の対象においても重要だと感じられることがあります。小児看護学実習を終えた学生が他の領域でも活用していきたいと発表することが多い学習内容をまとめてみました。

❶ 観察を詳細にする

子どもの看護では、症状が急激に変化する可能性があるために、素早く変化を察知し細かく観察する必要があることを学ぶ学生も多いと思います。また、乳幼児は言葉で自ら訴えることが難しいために、看護師が詳細に多面的に観察して、苦痛を察知する必要があります。しかし、言葉で訴えられる成人であっても、細かな観察をすることで早期にキャッチできる変化があります。小児看護で理解した細かな観察の方法を身につけておくと観察力が高まります。

❷ 非言語的な観察から気持ちを推測する

乳幼児は言語が未熟であるがゆえに、非言語的な表情や行動から気持ちを推測する必要があり、多面的な情報を統合して気持ちを推測することを学びます。しかし、これは子どもだけの特徴ではなく、人は誰しも言語だけで気持ちを表現しているわけではありません。成人の場合は、むしろ気持ちを隠して発言する場合や、実習中の学生を気遣って、患者が配慮してくれる場合もあるので、言葉で表現されたことのみで相手の気持ちを理解してしまうことも少なくありません。しかし、小児看護で学んだ考え方を応用して、非言語的な観察のポイントやアセスメント方法を身につけておくと、患者の真の気持ちまで推測することができるようになります。

③ 相手の状況を多面的にアセスメントし個別性に合わせて看護を考える

看護をする場合、相手の状況に合わせて考えるということは、どの領域でも重要です。子どもの場合、成長発達による理解度やそのときの体調・機嫌、環境などに大きく左右され、ストレートに感情を表出する場合もあり、多面的に状況を考えた上で個別性に合わせた計画を考える必要性を実感したという学生も少なくありません。例えば、理解度などは、言語的な表現で「わかった」と言われても、行動を観察してみると十分な理解がされていないと気づく場合もあります。一口に理解度といっても、言語だけではなく行動や表情など、多面的な情報から考えるという体験を積み重ねることで、アセスメント力が向上し、相手の個別性に即した看護を考えることができるようになります。これらのアセスメントスキルは、どの看護領域でも活用することができます。

④ 家族も含めて看護を考える

子どもは入院中に家族が近くにいることが多く、家族の気持ちや負担などを直接目にする機会があり、家族について考えることも多いものです。しかし、どの発達段階の人にも、心配している家族や周囲で支える人がいます。家族は患者を助ける人でもありますが、心を痛めて癒しを求めている看護の対象でもあります。実際に会う家族だけではなく、患者の背景には複数の家族がいることを念頭においておくことで、家族全体を考えた看護ができるようになります。

⑤ 自分を見つめ直す機会になる

小児看護学実習で、自分を見つめ直すきっかけになったという声も学生からよく聞かれます。子どもに対して、知らず知らずに大人目線で考えている自分に気づくことや、子どもだから注意しなくてはという気持ちが、つい指示的行動になってしまったということはよくある気づきです。これらは、しっかり考えることで倫理的な感性を高めることができます。

また、不機嫌な子どもや苦痛の強い子どもに向き合う場面では、つい回避したくなる自分の行動の傾向や、子どもの気持ちよりも自分の不安な気持ちに左右されてしまう自分の心理的傾向に気づくことがあります。援助をしなければと思うあまりに強引に進めてしまう自分の姿勢に気づく場合もあります。これらの気づきを自分の欠点と捉えるのではなく、子ども達から教えてもらった糧として、自分を見直すきっかけにすることで、看護者として自分を向上させることができます。

本節の5つの内容はよくある例ですが、これらの学習成果を意識的に振り返ることで、自分の看護の質を高めることができます。小児看護学実習で得た学習成果を看護の本質的な学びとして捉え、自らの看護観を磨いていってほしいと願っています。

【文献】
1) 山鳥重：「わかる」とはどういうことか―認識の脳科学．p.33-36，ちくま新書，2002.
2) 同上書．p.17-18

索引

編集・執筆者一覧

編　集

泊　祐子（とまり・ゆうこ）

四天王寺大学大学院看護学研究科 教授

岡田摩理（おかだ・まり）

日本赤十字豊田看護大学 教授

執筆者（執筆順）

泊　祐子（とまり・ゆうこ）　1章1・2・3(1～4)・4、4章1・2・3(1～3)・4、終章1～3

四天王寺大学大学院看護学研究科 教授

岡田摩理（おかだ・まり）　1章3(5)、2章、3章2・3(1・2・4)、終章4

日本赤十字豊田看護大学 教授

市川百香里（いちかわ・ゆかり）1章3(5)・小児看護に関わる専門看護師の活動

岐阜県看護協会医療的ケア児支援センター・重症心身障がい在宅支援センターみらい 家族支援専門看護師

馬場恵子（ばんば・けいこ）　1章小児看護に関わる専門看護師の活動

滋賀県立小児保健医療センター 小児看護専門看護師

竹村淳子（たけむら・じゅんこ）　3章1(1～7)

大阪医科薬科大学看護学部 教授

鈴木美佐（すずき・みさ）　3章1（5・6・8)・3(3)

大阪医科薬科大学看護学部 准教授

中北裕子（なかきた・ゆうこ）　4章3(4)、5章

三重県立看護大学 准教授

小児看護学実習ハンドブック

2023年7月10日　発行

編　　集　泊　祐子・岡田摩理
発 行 者　荘村明彦
発 行 所　中央法規出版株式会社
〒110-0016　東京都台東区台東3-29-1　中央法規ビル
TEL 03-6387-3196
https://www.chuohoki.co.jp/

イラスト　はれる
装幀・本文デザイン・印刷・製本
日本ハイコム株式会社

ISBN978-4-8058-8909-1